Angelika Trilling · Errollyn Bruce · Sarah Hodgson · Pam Schweitzer

Erinnerungen pflegen

Angelika Trilling · Errollyn Bruce
Sarah Hodgson · Pam Schweitzer

Erinnerungen pflegen

Unterstützung und Entlastung
für Pflegende und Menschen
mit Demenz

Vincentz Verlag

Die Deutsche Bibliothek – CIP-Einheitsaufnahme

Ein Titelsatz für diese Publikation ist bei
Der Deutschen Bibliothek erhältlich

Sämtliche Fotos sind während der Gruppentreffen
zur Erinnerungspflege entstanden.

© Age Exchange, London, © Stadt Kassel

© 2001, Vincentz Verlag, Hannover

Zur Entlastung unserer Umwelt auf chlorfrei gebleichtem Papier gedruckt.

Titelfoto: Age Exchange, London

Druck: Hannoprint, Isernhagen/AALEXX, Großburgwedel

Gestaltung: BöHM Druckvorstufe, Ronnenberg

ISBN 3-87870-630-8

Inhaltsverzeichnis

Zum Geleit

Das Buch *Erinnerungen pflegen* ist entstanden, um pflegenden Angehörigen und professionellen Pflegekräften Anregungen und Unterstützung für den Umgang mit dementiell Erkrankten zu geben. Es zeigt, wie man an die verbliebenen Fähigkeiten der Kranken anknüpfen kann und Ausgangspunkte für gemeinsame Unternehmungen findet. Im Mittelpunkt steht das Phänomen, dass die Erkrankten sich oft gut an weit zurückliegende Begebenheiten erinnern. In einem fördernden, akzeptierenden Umfeld können sie ihre verbliebenen Fähigkeiten unter Beweis stellen und sie reagieren positiv und freudig, wenn sie sich angenommen fühlen – so wie sie sind.

Die Verfasserinnen liefern eine Vielzahl von Anregungen für die Gestaltung des Lebens in der häuslichen Umgebung und für Gruppenaktivitäten. Aus meiner Sicht ist das Neue am Ansatz von *Erinnerungen pflegen*, dass die Gruppenarbeit sich an die Angehörigen wie ihre Erkrankten richtet und das Ziel verfolgt, deren Beziehung in einer Lebensphase zu stützen, in der sie großen Belastungen ausgesetzt sind. Das Anliegen von *Erinnerungen pflegen* ist, allen Teilnehmern eine vergnügliche Zeit miteinander zu schenken. Angehörige wie Kranke sollen die Möglichkeiten positiver Lebensgestaltung entdecken und diese ausschöpfen. Die Lektüre des Buches ist erfrischend und ermutigend für alle, die in der Betreuung dementiell Erkrankter stehen.

Unsere frühen Erinnerungen sind uns allen kostbar. Sie bilden einen kontinuierlichen Strom von der Kindheit bis zur Gegenwart. Für Menschen, die an Demenz leiden, sind Kindheitserinnerungen jedoch nicht nur kostbar, sie sind oft der einzige Faden, an dem sie ihre Identität zu packen bekommen. Es gehört zu den befriedigendsten Aufgaben in der Betreuung der Kranken, wenn man sie dabei unterstützen kann, wieder Zugang zu diesen frühen Erinnerungen und damit ihrer Identität zu gewinnen.

Das Buch wird allen Pflegenden neuen Auftrieb geben, die nach Wegen suchen, mit ihren Erkrankten in Beziehung zu sein.

DR. NORI GRAHAM
Vorsitzende der Internationalen Alzheimer Gesellschaft

Erinnerungspflege mit dementiell Erkrankten – zwei Kommentare

Dieses Buch ist ein reicher Schatz an Ideen und praktischen Vorschlägen für die Erinnerungspflege mit dementiell Erkrankten. Es liefert Angehörigen phantasievolle Anregungen, die Beziehung mit ihren Kranken zu gestalten und zu stärken. Es gibt Anleitung, wie innerhalb der Familie, in Betreuungsgruppen und Heimen dementiell Erkrankte in freudigen Austausch zu anderen treten können. Auf höchst unterhaltsame und kreative Weise werden längst vergangene Ereignisse in die Gegenwart zurückgeholt und ermutigen, mit dementiell Erkrankten auf die Suche nach Erinnerungen zu gehen.

Bei aller Praxisnähe ist das Buch voller Vision und Inspiration, ist es doch Produkt eines innovativen, zehn Länder umfassenden Projektes. Bei *Erinnerungen pflegen* ging es darum, neue Ideen zur Unterstützung und Begleitung von pflegenden Angehörigen zu erproben.

Ohne die Schwierigkeiten zu verschweigen, die sich immer wieder einstellen können, zeigt es, wie man viele – wenn vielleicht auch nicht alle – Menschen, die dementiell erkrankt sind und ihre Pflegenden zu vergnüglichen Aktivitäten verlocken kann. Im Hier und Jetzt lassen sich so die gemeinsam verbrachten Jahre würdigen und feiern und in Bezug zur Gegenwart stellen.

Das Buch gibt zahllose Beispiele für Erinnerungsaktivitäten in Gruppentreffen und wie man daraus Anregungen für die Beschäftigung zu Hause gewinnt. Wichtig ist, dass auch die Pflegenden sich mit ihren Erinnerungen beschäftigen. Erst wenn sie selbst die verbindende Wirkung eines Austauschs über die Vergangenheit erlebt haben, werden sie diesen Zugang für ihre Kranken verstehen und nutzen. Deutlich wird, welchen Stellenwert regelmäßige Gruppentreffen für Kranke wie ihre Familien haben können. Angehörige lernen von einander und den Erkrankten wird es möglich, ihre »rostenden« sozialen Fähigkeiten zu nutzen. Weiter lesen wir von freiwilligen Helfern, die erfolgreich die Rolle der »dritten Person« in einer Pflegebeziehung übernehmen und frischen Wind und unorthodoxe Ideen in die oft eng gewordene Welt der Kranken und ihrer Angehörigen bringen.

Schließlich ist das Buch der Beweis für die freigesetzte Kreativität von Menschen ganz unterschiedlicher Herkunft, Kultur und Ausbildung, denen es gelungen ist, die herkömmlichen Bahnen der Betreuung zu verlassen und neue Entdeckungen auf dem Weg zu einer »neuen Kultur« der Pflege dementiell Erkrankter zu beschreiten. Die in diesem Buch beschriebenen Ideen wurden in den unterschiedlichsten sozialen und institutionellen Feldern erprobt – sie lassen sich folglich auch an jedwelches Umfeld anpassen.

Ich heiße dieses so an der Praxis orientierte Buch im Kreis der internationalen Literatur zum Thema Demenz und Erinnerung willkommen. Mein Glückwunsch gilt dem Europäischen Erinnerungsnetzwerk für seinen Mut bei der Entwicklung der Ideen und seiner Hartnäckigkeit beim Zusammentragen und Auswerten der Projektergebnisse. Ich wünsche dem Buch eine große Leserschaft, die es engagiert nutzt, um sich mit den vielfältigen Möglichkeiten der personenorientierten Kommunikation vertraut zu machen. Dann wird es eine echte Hilfe sein für alle, die Angehörige und Pflegekräfte in ihrer belastenden und wertvollen Arbeit begleiten.

FAITH GIBSON

Professor em. für Soziale Arbeit, Universität Belfast

Erinnerungspflege ermöglicht allen an ihr Beteiligten – den Demenzkranken, ihren Angehörigen und auch den professionellen Mitarbeiterinnen – Bereicherung und positive Erlebnisse.

Als besonders gelungen und wegweisend erlebe ich dabei den Ansatz dieser Arbeit, ihre Zielgruppe – eben die Erkrankten und ihre Angehörigen – nicht lediglich als passive Empfänger – und die Anbieter (die professionell Tätigen) nicht als die aktiven, von einer höheren Ebene Agierenden zu definieren. Erinnerungspflege setzt ein partnerschaftliches Miteinander sowohl der Demenzkranken und ihrer Angehörigen als auch der professionell Agierenden voraus. Dieser partnerschaftliche Ausgangspunkt ruht u.a. auf einem Verständnis und einer Sichtweise der Demenzkranken, welche diese nicht auf defizitäre

Objekte reduziert. Die Erkrankten werden in ihrer Welt lebend, in ihrem Verschoben-Sein von der Realität der Nicht-Demenzkranken als individuelle Persönlichkeiten verstanden. Dies beinhaltet die Vorstellung, dass beide Teile sich gegenseitig bereichern können.

Erinnerungspflege ist als ein weiterer wichtiger Baustein im Mosaik der Unterstützungs- und Entlastungsangebote für pflegende Angehörige von Demenzkranken sowie der Betreuungs- und Fördergruppen für die Erkrankten in der Bundesrepublik zu bewerten. Innovativ ist die Zusammenführung beider Teile mit dem Ziel, beiden gleichzeitig Entlastung durch soziale Kontakte und gegenseitiges positives Erleben zu ermöglichen. Das vorliegende Buch ist dabei direkt an der Praxis orientiert und gibt sehr konkret Anleitung, um Erinnerungspflege auszuprobieren. Der Idee und den engagierten Verfasserinnen ist dabei eine große Bandbreite an LeserInnen und UmsetzerInnen zu wünschen. Dies können sowohl die Angehörigen, VetreterInnen von Selbsthilfegruppen als auch Mitarbeiterinnen ambulanter, teilstationärer und stationärer Einrichtungen der Altenhilfe sein.

In einer Zeit da das Thema Demenz zunehmend an Brisanz, aber – endlich – auch die verstärkte Aufmerksamkeit gesellschaftlicher, sozialpolitischer und fachlicher Öffentlichkeit gewinnt, weist das Europäische Erinnerungsnetzwerk beispielhaft auf einen wichtigen Grundsatz in der Arbeit für die Demenzkranken und ihre Familien hin. Alles Wissen über Techniken im Umgang mit den Erkrankten bleibt Theorie, so lange ihre AnwenderInnen nicht die Welt der Demenzkranken als deren Welt akzeptieren und bereit sind, sich auf diese einzulassen. Erinnerungspflege ermöglicht im Erleben und (Mit-)Erleiden einer schrecklichen Krankheit auch fröhliche Momente, gemeinsames Lachen und Augenblicke, in denen auch die Angehörigen ihre alltägliche Lebenswelt, die sie mit ihrem Demenzkranken teilen und die durch die Krankheit so nachhaltig und bedrückend verändert wird, noch einmal unverrückt erleben können.

Die Gruppen und professionellen Mitarbeiterinnen der Angebote der Erinnerungspflege sollten verstärkt »über das reden, was sie tun«, ergo: ihre Arbeit dokumentieren und evaluieren, um die Wichtigkeit der nicht-mediakmentösen Therapien für Demenzkranke zu unterstreichen.

Sabine Tschainer
1. Vorsitzende der Deutschen Alzheimer Gesellschaft, München

Zur Entstehungsgeschichte dieses Buches

Dieses Buch ist das Ergebnis eines europäischen Experiments: Im ersten Halbjahr 1998 fanden an 16 verschiedenen Orten in zehn Ländern Europas Gruppenangebote für dementiell Erkrankte und ihre Angehörigen statt. Sie wurden nach einem einheitlichen Konzept durchgeführt, gemeinsam ausgewertet und dokumentiert. Ziel war, bei den Teilnehmern auf unterschiedlichste Weise Erinnerungen hervorzulocken und sie zum Ausgangspunkt von Gesprächen und Aktivitäten zu machen. Rund um das »Gestern« sollte ein vergnüglicher Nachmittag miteinander verbracht werden.

Den Angehörigen kam dabei eine zentrale Rolle zu, sind sie es doch, die den Schlüssel zur Tür der Erinnerungen ihrer Kranken in Händen halten. Und auch sie selbst waren eingeladen, mitzukommen auf die Reise in die Vergangenheit – ihre eigene und die ihrer Partner. Was in den Gruppentreffen erprobt und gelungen war, sollte – so hofften wir – hineinwirken in das alltägliche Miteinander in den Familien und den entspannten und liebevollen Umgang mit den Kranken erleichtern.

Wichtig war die große Zahl der bezahlten und unbezahlten Mitarbeiter und Helfer. Wie Lotsen begleiteten sie die Familien auf der Suche nach ihren Erinnerungsschätzen und halfen, die eine oder andere Tür in die Vergangenheit aufzustoßen. Nur ein Teil der Mitarbeiter hatte schon mit dementiell Erkrankten gearbeitet, nicht alle hatten sich bereits mit den Methoden der Erinnerungspflege befasst. Alle aber waren gespannt auf die neue Erfahrung und offen, sich einzulassen auf die Realität, zu der die Kranken ihnen Zugang verschaffen würden. Das Projekt machte uns Mut, die Fürsorge für dementiell Erkrankte als bürgerschaftliche Aufgabe zu erkennen. Wir sehen in Erinnerungspflege einen Weg, die Isolation, in die die Krankheit die Familien treibt, aufzubrechen und dabei selbst Neues und Bereicherndes kennenzulernen.

Dieses Buch wendet sich an Menschen, die etwas Besonderes in das Leben von dementiell Erkrankten und ihren Familien tragen möchten. Am Anfang stand die Beobachtung, dass die Kranken sich selbst im fortgeschrittenen Stadium noch an weit zurückliegende Ereignisse erinnern können, während das aktuelle Geschehen kaum haften bleibt. Diese Erinnerungen müssen sich nicht in Worten äußern, sie können sich über Melodien, Bilder und Bewegungen mitteilen. Immer wendet sich die Erinnerungspflege an die Fähigkeiten und Ressourcen der Kranken. Sie sind es, die in ihrer Identität gestärkt werden und das Gefühl haben sollen dazuzugehören. Dem zugrunde liegt ein Verständnis von »positiver Demenzpflege«; das im ersten Kapitel näher erläutert wird.

Um die Möglichkeiten der kreativen Pflege der Erinnerung geht es im Kapitel »Erinnerungspflege«. Wir stützen uns dabei auf die vom Londoner AGE EXCHANGE ZENTRUM und im Europäischen Erinnerungsnetzwerk seit vielen Jahren gesammelten prakischen Beispiele. Ausführlich wird dargestellt, wie die Erinnerungspflege an den Personenkreis der dementiell Erkrankten angepasst werden kann. Im Kapitel »Praxis der Erinnerungspflege« geht es um die Verschmelzung der beiden Ansätze – der positiven Demenzpflege und der kreativen Erinnerungspflege – in der Gruppenarbeit.

Im anschließenden Kapitel geht es um den Ablauf und die Ergebnisse des europäischen Projektes *Erinnern und pflegen*, das Ausgangspunkt und Quelle des vorliegenden Buches war.

Es folgen praktische Überlegungen, für Gruppenangebote unter unterschiedlisten Rahmenbedingungen samt Hinweisen, wie man die Erinnerungspflege einbinden kann in den Alltag der Familien, der Heime, Betreuungsgruppen und Tagespflegestätten.

Das letzte Kapitel liefert konkrete Ideen. Neben eher Ungewohntem – etwa dem Theaterspiel, dem Malen und den Ausflügen – wird gezeigt, wie die Vergangenheit auch ganz unspektakulär lebendig gehalten wird und hilft, den langen Pflegetag zu bereichern.

Beispiele aus den Projektgruppen quer durch Europa illustrieren den Text und ermuntern zur Nachahmung. Wir haben voneinader gelernt, dass es weniger die kunstvoll ausgetüftelten Planungen sind, die Erfolge garantieren, sondern unser Offenheit und der Spaß am Umgang miteinander. So bestätigte sich immer wieder unser Wissen, dass das Erleben sozialer Gemeinschaft für die dementiell Erkrankten eines der wirksamsten Medikamente ist – und für ihre Angehörigen Ermutigung und Entlastung in einem oft zermürbenden Alltag.

Das Projekt ist längst abgeschlossen, aber es zeitigt Folgen – kleine und große. In Kirchheim/Teck ist in einer Tagespflege fest ein Erinnerungsnachmittag eingerichtet, der von freiwilligen Helfern ganz eigenständig gestaltet wird. In Leiden und Antwerpen erhielt man Fördermittel, um weitere Gruppenangebote zu ermöglichen. In Kassel ist gemeinsam mit der Alzheimer-Selbsthilfegruppe aus dem ursprünglichen Projekttreffen eine offene Gruppe geworden, zu der immer wieder Angehörige mit ihren Kranken stoßen und ein erstes Hereinschnuppern in die Erinnerungspflege genießen. In London und Stockholm werden weitere Gruppen durchgeführt. Eine wissenschaftliche Begleitung durch die Universität London ist in Planung. Der von der Osloer Projektgruppe gedrehte Videofilm (auch mit deutschem Kommentar verfügbar) wird in vielen Fortbildungsveranstaltungen eingesetzt und konnte an den unterschiedlichsten Orten Interesse am Erinnern mit dementiell Erkrankten wecken.

Wir sind auf dem guten Weg zu zeigen, dass die Pflege der Erinnerung ein wichtiger Stein im Puzzle der Pflege von dementiell Erkrankten ist und hoffen, dass dieses Buch uns und die betroffenen Familien, die Betreuungskräfte und Dienste hierbei ein beachtliches Stück voranbringt.

In die deutsche Bearbeitung des ursprünglich in Englisch verfassten Projektberichtes* gingen Texte und Praxisbeispiele aus dem deutschen Sprachraum ein. Die Erinnerungsinhalte wurden auch im Hinblick auf die zeitgeschichtlichen Besonderheiten in unserem Land ausgewählt, die Empfehlungen für die Umsetzung orientieren sich an der Versorgungssituation der von Demenz Betroffenen bei uns.

Dennoch durchzieht das Buch der europäische Schwung des Ursprungsprojektes – denn weder die Ausbreitung der Krankheit noch die zu ihrer Bewältigung notwendige Phantasie und Solidarität kennt Landes- oder Sprachgrenzen.

An 16 Orten Europas beteiligten sich Einrichtungen und Gruppen an dem Projekt *Erinnern und pflegen*. Ihre Anregungen und Erfahrungen gingen ein in das vorliegende Buch.

---

*   Age Exchange (Herausgeber): Reminiscing with People with Dementia. A Handbook for Carers. von Errollyn Bruce, Sarah Hodgson, Pam Schweitzer. London 1999,

Unser großer Dank gilt

- den Familien,
- den freiwilligen Helfern,
- den Mitarbeitern und nicht zuletzt
- den Organisationen und Einrichtungen,

die durch ihre Unterstützung und ihren Pioniergeist, ihre Geduld und ihre Offenheit, ihre Geschichten, Fotografien und Dokumente dieses Buch in seiner Lebendigkeit und Authentizität ermöglichten.

Unser Dank gilt in besonderer Weise der Abteilung Gesundheitsförderung der Europäischen Kommission DG V, Luxemburg, deren finanzielle Hilfe und menschliche Ermutigung dieses wahrhaft europäische Experiment gelingen ließ.

Mitarbeiterinnen und Mitarbeiter des *Erinnern und pflegen*-Projektes des Europäischen Erinnerungsnetzwerkes:

Koordination	Pam Schweitzer (Großbritannien)
Beratung	Faith Gibson und Nori Graham (Großbritannien)
wissenschaftliche Begleitung	Errollyn Bruce, Faith Gibson (Großbritannien), Marianne Heinemann-Knoch und Birgit Jansen (Deutschland)

Projektpartner in den beteiligten Ländern

BELGIEN	Marie-Louise Carrette,	
	Edith Engelart, Cecile Fransen,	
	Catherine Goor	BRÜSSEL
	Dirk Doucet	LEUVEN
DÄNEMARK	Ove Dahl, Marianne Kjer,	KOPEN-
	Brita Lovendahl	HAGEN
DEUTSCH-LAND	Angelika Trilling, Diana Heine,	
	Eva Köster, Roswitha Lohrey-Rohrbach	KASSEL
	Irene Hummel, Inge Fischer,	KIRCHHEIM/
	Brigitte Reich	TECK
	Sonja Häberle,	
	Heike Scherny-Hartkorn	GEISLINGEN
FINNLAND	Jonquil Cartlidge,	
	Taina Johanson	HELSINKI
FRANKREICH	Wandelo Beck,	
	Arlette Goldberg	PARIS

GROSS-BRITANNIEN	Madeline Armstrong, Margareth Heath, Pam Schweitzer, Hannah Zeilig	LONDON
	Errollyn Bruce, Mark Haslam, Sarah Hodgson	BRADFORD
NIEDER-LANDE	Pauline Bindel, Pollo Hamburger, Louise Meijer, Marita van Onna	AMSTERDAM
NORWEGEN	Liv Hulteng, Lise Naess, Bengt-Ole Nordstroem	OSLO
ÖSTERREICH	Brigitte Habres, Heinrich Hoffer, Doris Otte	WIEN
	Monika Geck, Karin Rumpold, Maria Schrötzhammer, Sissi Weinbacker	SALZBURG
	Gerlind Schreier, Maria Schuller	AMSTETTEN
SCHWEDEN	Eva-Lena Gustafsson, Lotta Isacs, Anne Sandhölm, Annelie Sjörström	STOCKHOLM

Positive Demenzpflege*

Da es ausreichend Veröffentlichungen über die medizinisch-pflegeri-
sche Seite der Demenz gibt, werden wir dies im Folgenden vernach-
lässigen. Uns geht es vielmehr um den verstehenden Zugang zu den
Erkrankten und zu den Menschen, die sie pflegen und betreuen.

Demenz verstehen

An Demenz zu erkranken, wird gemeinhin als Katastrophe angesehen:
Mit dieser Einstellung nimmt man wahr, wie die Persönlichkeit nach
und nach zerstört wird und schließlich ganz hinter den Auswirkungen
der Krankheit verschwindet. Bislang existiert kein Medikament, das die
Krankheit auf Dauer aufhält oder gar heilt.

Für Menschen, die von Demenz betroffen sind, ist diese Einstellung natürlich weder ermutigend noch hilfreich.

Der Begriff »Demenz« beschreibt einen Prozess, bei dem die geistigen Fähigkeiten eines Menschen, besonders das Gedächtnis, mehr
und mehr beeinträchtigt werden. Der Betroffene – und seine Umwelt
– macht die Erfahrung des fortgesetzten geistigen Abbaus, dessen
Ursache in Veränderungen des Gehirn liegt, die inzwischen recht gut
erforscht sind. Eine Reihe von Erkrankungen des Gehirns führen zur
Demenz; die beiden häufigsten sind die Alzheimerkrankheit und die
vaskuläre Demenz. Neben dem Verlust der Merkfähigkeit gehen mit

---

* Ausführlich zur positiven Demenzpflege: Kitwood, Tom: Demenz. Der personale Ansatz im
Umgang mit verwirrten Menschen. München 2000

der Demenz gewöhnlich noch weitere Veränderungen einher. Das Verstehen wird ebenso eingeschränkt wie die Urteilskraft und die Fähigkeit zu planen. Damit gelingt es den Betroffenen immer weniger, ihren Alltag selbständig zu bewältigen.

Statt die Demenz aber nun als unabänderliches Verhängnis resignativ hinzunehmen, kann man sie auch als Summe unterschiedlicher Behinderungen begreifen. Dann wird deutlich, dass die Einschränkungen und Abbauprozesse individuell stark variieren und in ihren Auswirkungen beeinflussbar sind. Besonders beeindruckend ist, dass das Ausmaß der etwa über Computertomographie feststellbaren Veränderungen im Gehirn oft nicht den tatsächlichen Einschränkungen im Verhalten entspricht – sie können wesentlich dramatischer sein oder viel geringer, als die Zahl der zerstörten Gerhirnzellen vermuten ließe. Ein stützendes und ermutigendes soziales Umfeld scheint zu helfen, die Folgen der Behinderungen zu lindern. Es gibt zahlreiche Möglichkeiten, die Lebensqualität der Betroffenen zu erhalten, wenn auch ihr Leben sich sehr von dem unterscheiden wird, das sie zuvor geführt haben. Wer an Demenz leidet, kann vieles nicht mehr ohne fremde Hilfe bewältigen. Die Betroffenen spüren, dass etwas mit ihnen nicht in Ordnung ist und reagieren mit Enttäuschung, Trauer oder Wut. Außenstehende sehen diese Verhaltensweisen fälschlich als Teil der Krankheit und damit als nicht beeinflussbar an. Familie, Nachbarn und Freunde beginnen, sich den Erkrankten auf veränderte Weise zu nähern. Man signalisiert ihnen auf oft subtilem Wege ihre Inkompetenz und die Kranken spüren ihren geschwundenen Status. Zwar sind die hirnorganischen Prozesse, die zur Demenz führen, nicht ungeschehen zu machen, ihre Folgen indes lassen sich lindern.

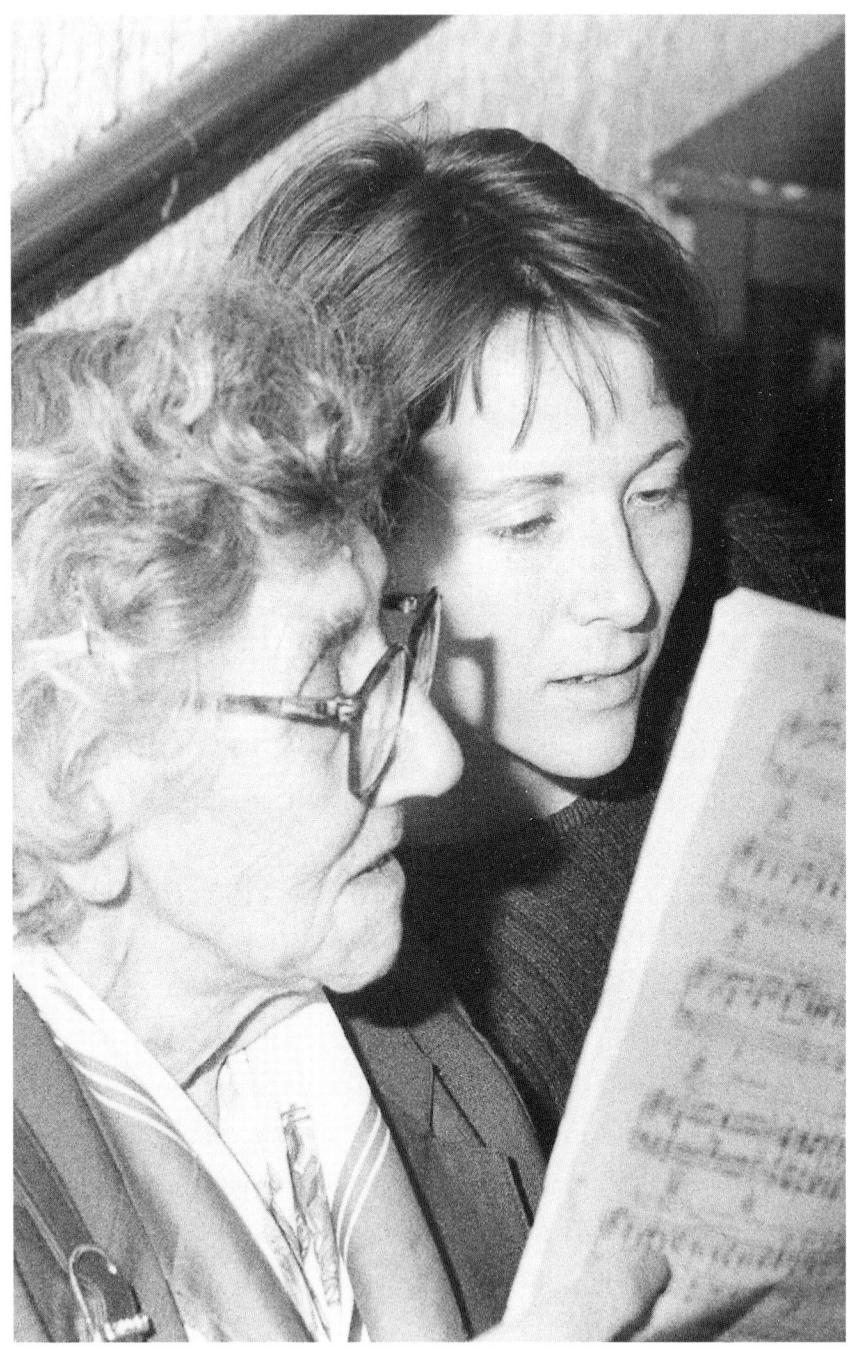

- Begegnet man den Kranken mit Achtung, so sehen sie ihre Würde erhalten.
- Unterstützt man sie in ihrem Bemühen, die verbliebenen Fähigkeiten anzuwenden, so erleben sie sich als kompetent.
- Umgibt man sie mit Fürsorge und Liebe, fühlen sie sich sicher.

Erinnerungspflege ist ein Weg, Achtung, Unterstützung und Fürsorge zu geben.

Nimmt man die Erkrankten in ihrer Individualität an, lässt sich herausfinden, welche Unterstützung sie in einer konkreten Situation brauchen und was sie noch selbst ausführen können. Wer einmal akzeptiert hat, dass in den Äußerungen und Handlungen der Kranken ein Sinn steckt, wird sich bemühen, diesen Sinn zu deuten. Gleich Detektiven gilt es, einen Code zu »knacken«. Herz und Bauch sind hierbei ebenso wichtige Instrumente wie der Kopf.

Dementiell Erkrankte drücken ihre Befindlichkeit und ihre Wünsche meist sehr eindeutig aus. Wer sich darauf einlassen kann, darf eintreten in ihre Welt und an ihr teilhaben.

Der Begriff »Demenz«

Viele Menschen, die an Demenz leiden, haben nie gesagt bekommen, was mit ihnen nicht in Ordnung ist und auch ihre Familien gehen sehr unterschiedlich mit den jeweiligen medizinischen Diagnosen um. Mit welchen Begriffen mögen Angehörige und Betroffene am besten klar kommen? Sprechen die Erkrankten von einer »Schädigung durch einen Schlaganfall« oder von »nachlassendem Gedächtnis«, kann man ihre

Formulierungen aufgreifen. Manchmal ist es besser, die jeweilige Behinderung präzise anzusprechen, ohne Zuflucht zu medizinischen Fachbegriffen zu nehmen. Sagt man: »Wenn das Gehirn die Sachen nicht mehr richtig miteinander in Verbindung bringen kann, ...« oder: »Wenn die Dinge nicht mehr so aussehen wie früher, ...« ergibt sich die Basis für ein offenes Gespräch, ohne dass durch ungewohnte oder mit Ängsten belegte Termini dem »Katastrophengefühl« Vorschub geleistet wird. Auf der anderen Seite ist das Wort »Alzheimer« mittlerweile so in den öffentlichen Sprachgebrauch eingegangen, dass es für die Angehörigen auch ein Kürzel sein kann, mit dem sie schnell gegenüber Außenstehenden Erklärungen liefern können. Manche Familien signalisieren damit, dass sie sich im Prozess der Akzeptanz weit vorangearbeitet haben – andere scheuen bis zuletzt, das Wort auszusprechen.

Eine pflegende Tochter litt sehr unter der Verwirrtheit ihre Mutter; sie schien sich selbst vor der Wahrheit schützen zu müssen. Niemals nahm sie das Wort »Demenz« in den Mund. Statt dessen sprach sie von »Gedächtnisproblemen«. (BRÜSSEL)

Ein Ehemann, bei dessen Frau die Alzheimer-Krankheit diagonostiziert worden war, sagte: »Wenn man nur nicht immer von »seniler Demenz« sprechen würde – das klingt so fürchterlich. Nach Schwachsinn und Irrsein – und sie ist doch so ganz und gar anders.« (BRADFORD)

Vom Erleben der Kranken

Um mit dementiell Erkrankten zu kommunizieren, muss man versuchen, sich in ihre Gefühlswelt zu versetzen. Wie nehmen sie ihre Umwelt wahr? Welchen Schwierigkeiten sehen sie sich ausgesetzt? Oft fühlen sie einen unüberschaubaren Ansturm von Reizen. Es gilt also zuerst, das Chaos für sie zu entwirren und so die Voraussetzung zu schaffen, dass sie sich entspannen und wohl fühlen können.

Veränderte Welt

Weil die Demenz die Fähigkeit beeinträchtigt, das, was gerade geschieht, in einen größeren Kontext einzuordnen, sieht die Welt für die Kranken merkwürdig aus. Irgend etwas stimmt nicht so ganz. Die Unvorhersehbarkeit von Ereignissen und Abläufen wirkt bedrohlich. Es schüchtert ein, es verärgert. Die Sinne und das Gedächtnis liefern nur unvollständige oder verzerrte Informationen, der gezielte Zugriff auf frühere Erlebnisse bleibt oft verwehrt. Einstiges Erfahrungswissen kann nicht abgerufen werden, um sich in der Gegenwart zurechtzufinden. Den Kranken fällt es schwer, aus dem Wust von Informationen, mit denen ihre Sinne sie ständig bombardieren, Wesentliches herauszufiltern.

Der Unterschied zwischen Realität und Phantasie verschwimmt. Das Gefühl für eine konkrete Situation geht verloren, weil wichtige Details nicht wahrgenommen werden. Um zu verstehen, was gerade vorgeht, klammern sich die Kranken an einzelne Anhaltspunkte. Wer sie etwa grüßt, wie ein alter Bekannter, wird auch gleich für einen solchen gehalten. Da jedoch Name und Gesicht nicht vertraut sind, kann auch Unruhe ausgelöst werden, wenn der Kranke merkt, dass er schon wieder nicht angemessen reagiert hat.

Veränderte Umwelt

Menschen, die an Demenz leiden, erleben immer wieder, dass man sie falsch versteht. Ständig erfahren sie, dass ihnen das Heft aus der Hand genommen wird, dass andere für sie das Wort ergreifen und: Sie merken sehr wohl, wenn Angehörige oder Pflegekräfte sie bevormunden oder herumkommandieren.

Sie spüren, wenn sich ihre Begleiter langweilen, verstört dreinschauen oder peinlich berührt sind. In ihrer Gegenwart wird über sie gesprochen und keiner achtet darauf, ob sie selbst auch etwas äußern möchten. Vieles wird einfach für sie getan, obwohl sie es selbst auch hinkriegen würden – vorausgesetzt, man ließe sie es in ihrem Tempo erledigen. Überhaupt lässt man ihnen häufig nicht genug Zeit zu antworten oder zu reagieren.

Sie begegnen Ärger und Unmut, weil man sie für Dinge verantwortlich macht, die sie sich nicht erinnern, begangen zu haben. Man wirft ihnen vor, absichtlich Fehler zu machen.

Manchmal werden Dinge als albern bezeichnet, die ihnen wichtig sind.

»Du lieber Gott!« Frau Feigel erstarrt auf der Küchenschwelle, die Hände in die Hüften gestemmt. »Hier ist wohl eine Bombe eingeschlagen!«

»Ich habe etwas gesucht«, erwidere ich störrisch. Ich finde ihre Reaktion reichlich übertrieben, schließlich habe ich schon das meiste, das die nächtlichen Eindringlinge über den Boden verstreut haben, in Putzeimer und Spülbecken gestopft.

»Mitten in der Nacht, was?«, fragt Frau Feigel. »Warum schlafen Sie nicht in der Nacht und suchen am Tag?« Sie lacht dröhnend. (...)

Tag und Nacht – das sagt sich einfach daher. Es ist jetzt immer dunkel, das Licht muss stets angeschaltet bleiben. Seit Tagen suche ich Pauls Notizen. (...)

Paul ist seit wie vielen Tagen weg? Paul kommt – falls überhaupt – wann wieder? Ich hatte mir irgendwo Striche an die Wand gemalt, große deutliche Striche mit schwarzem Filzstift, aber auch die sind verschwunden.

Fremde Menschen in der Wohnung strengen mich an und verwirren mich, wo es mir ohnehin schwerfällt, mich zu konzentrieren, mit diesen anhaltenden Kopfschmerzen. Tag und Nacht verschwimmen mir. Lege ich mich zu Bett, kann ich nicht schlafen, das Blut und die Gedanken rasen durch meinen Schädel, der Puls galoppiert, und wenn ich endlich schläfrig werde, meldet sich unerbittlich die Stimme des Ansagers in meinem Kopf. Kaum entschließe ich mich aufzustehen, fühle ich mich schon tödlich erschöpft; ich schleppe mich mit Schwindelgefühlen durch die Wohnung. Immer häufiger fürchte ich zu stürzen, wenn ich vornübergebeugt im Sekretär oder zwischen den Bücherregalen wühle; ich muss mich mit einer Hand festhalten, und dann fallen mir Gegenstände entgegen, die ich nicht brauchen kann, fremde Handschriften, Briefe von Verstorbenen, an die ich mich nicht einmal erinnere. Ich muss doch die guten Dinge finden, Erinnerungsstücke, die die guten Zeiten zurückrufen, warum ist das so schwer? Es muss doch noch etwas geben, das zeigt, wer wir waren und wer wir sind, etwas, das man uns nicht wegnehmen kann.

»Wann kommt Paul zurück?«, frage ich Ines ohne große Hoffnung, und sie erwidert immer etwas anderes: Anfang nächster Woche. Noch drei Tage, es sind doch erst drei. Ganz bald, es dauert jetzt nicht mehr lange. Überübermorgen. Noch zweimal schlafen, Elli – wie wenn man ein Kind auf Weihnachten vertröstet. Aber ich schlafe nicht, Ines. Das heisst, manchmal nicke ich am Küchentisch ein und erwache, wenn mein Kopf schmerzhaft auf der Tischplatte landet.

»Sieht fast aus, als gingen Sie mit den Kleidern ins Bett und liefen am Tag im Nachthemd herum!«, brummt Frau Feigel. »Wollen Sie das da nicht *mal ausziehen? Wo wir letztens so schön im Kleiderschrank aufgeräumt haben, Ihre Tochter und ich, finden Sie bestimmt was anderes. Und das da nehme ich dann zur Reinigung mit.«*

Welches das da?*

Die Suche nach Orientierung

Da die Kranken die Welt nicht mehr auf dieselbe Weise wie früher wahrnehmen, ängstigen sie sich leicht oder werden unsicher. In fremden Situationen verlieren sie den Mut und fühlen sich nur in unmittelbarer Nähe ihrer Angehörigen beschützt und geborgen. Gerne folgen sie daher ihrer Bezugsperson auf Schritt und Tritt – oft den ganzen Tag und zu deren beträchtlicher Irritation. Für die Kranken können Gegenstände, Geräusche und optische Signale bedrohlich wirken, die von anderen kaum wahrgenommen werden. Weil sie Situationen oft nicht angemessen deuten können, verlangen sie immer wieder nach Erklärungen. Viele Male stellen sie die gleichen Fragen. Einzelne Begebenheiten aus ihrer Vergangenheit bleiben ihnen lange vertraut – seien sie nun erfreulich oder bedrückend – und es zieht sie dorthin zurück. Mit unerschöpflicher Begeisterung oder Betrübnis werden sie uns immer wieder an der gleichen Geschichte teilhaben lassen.

Obwohl die Beeinträchtigung des inneren Erlebens durch eine Demenz noch nicht genau untersucht wurde, sprechen viele Beobachtungen dafür, dass die Kranken in einer Art von Traumwelt leben. Sie sind jung, leistungsfähig, gesund und unabhängig. Das Gedächtnis scheint ihnen die entsprechenden Bilder zu liefern und beeinflusst somit ihr Verhalten. Der

---

*   Schenk, Herrad: Am Ende, © 1997 by Verlag Kiepenheuer & Witsch, Köln, S. 169 ff.

Demenzkranke sucht sich nicht die Gestalt seines »Jetzt«, sondern wird in sie gedrängt. *

Veränderte Kommunikation

Der Kommunikationsprozess verändert sich unaufhaltsam. Auch wenn sie vielleicht wissen, was sie sagen möchten, können die Kranken oft nicht die passenden Worte finden. Sie verlieren den Faden, kaum, dass sie angefangen haben, etwas zu erzählen. Es fällt ihnen schwer, die Begriffe in die korrekte Reihenfolge zu bringen. Nur langsam können sie sich auf das einstellen, was um sie herum vorgeht. Da sie sich nur kurze Zeit konzentrieren können, gehen Gespräche leicht an ihnen vorbei, vor allem dann, wenn sie abrupt das Thema wechseln, voller Anspielungen oder Andeutungen sind.

Verändertes Erleben

Wie jeder Mensch haben dementiell Erkrankte Gefühle. Sie können traurig oder glücklich sein, sich schämen oder auf etwas stolz sein. Allerdings sind sie ihren Emotionen stärker ausgeliefert als Gesunde. Um ihre Gefühle unter Kontrolle zu bekommen, brauchen sie die Hilfe anderer – etwa, um sich nach Ärger oder Aufregung wieder zu beruhigen. Sie reagieren stark auf die Körpersprache anderer und haben eine gute Antenne für die Atmosphäre, die etwa in einer Gruppe herrscht. Auf ganz neue Weise vertrauen sie den Botschaften ihrer Sinne. Viele Erkrankte genießen körperlichen Kontakt, Bewegung und Musik und verlieren ihre in früheren Lebensphasen gezeigte Zurückhaltung, Gefühle, Wünsche und Bedürfnisse auszudrücken.

---

*   Wojnar, Jan: Wenn die Abwehrschranken fallen. Erinnerung, Demenz und Nazizeit im Pflegeheim. In: Schulz-Jander, Eva u.a. (Hrsg): Erinnern und Erben in Deutschland. Kassel 1999, S. 143

Zwar greift die Krankheit das Denken an und die Teile des Gehirns, die
für die Vernunft zuständig sind. Im Gegenzug jedoch lässt sie die schöp-
ferischen Fähigkeiten intakt. Während des größten Teils des Erwachse-
nenlebens wurden diese Fähigkeiten durch den Intellekt in Schach gehal-
ten – jetzt werden die Menschen so frei, wie in ihrer frühen Kindheit
und profitieren noch von der Reife ihres langen Lebens. Auch befreit die
Demenz von Hemmungen. Es gibt keine sozialen Schranken mehr,
Gefühlen direkt Ausdruck zu verleihen. Man könnte sagen, dass die
Demenz als kleine Entschädigung für die Verheerungen, die sie dem Ver-
stand zufügt, die Phantasie freisetzt. Eine alte Heimbewohnerin sagte
einmal zu mir: »Ich wette, du warst noch nie so dicht an der Natur wie
hier!« *

Verlust der Kontrolle

Dementiell Erkrankte werden ständig damit konfrontiert, dass sie ihr
Leben immer weniger unter Kontrolle haben. Unterläuft ihnen ein
Fehler, so versuchen sie auf unterschiedliche Weise, mit dieser uner-
freulichen Erfahrung fertig zu werden. Sie leugnen oder beschuldigen
jemand anderen. Oft geben sie einfach vor, etwas zu verstehen, auch
wenn sie keine Ahnung haben, was man von ihnen will. Da sie sich ohne
Hilfe anderer nur schwer beschäftigen und nicht lange bei einer Sache
bleiben können, sind sie oft gelangweilt und unzufrieden

---

* Killick, John: It isn't fair when your Heart Wants to Remember. In: Reminiscence in Dementia
   Care. Schweitzer, Pam. Hrsg. Age Exchange, London 1998, S. 93, Übers. d. Verf.

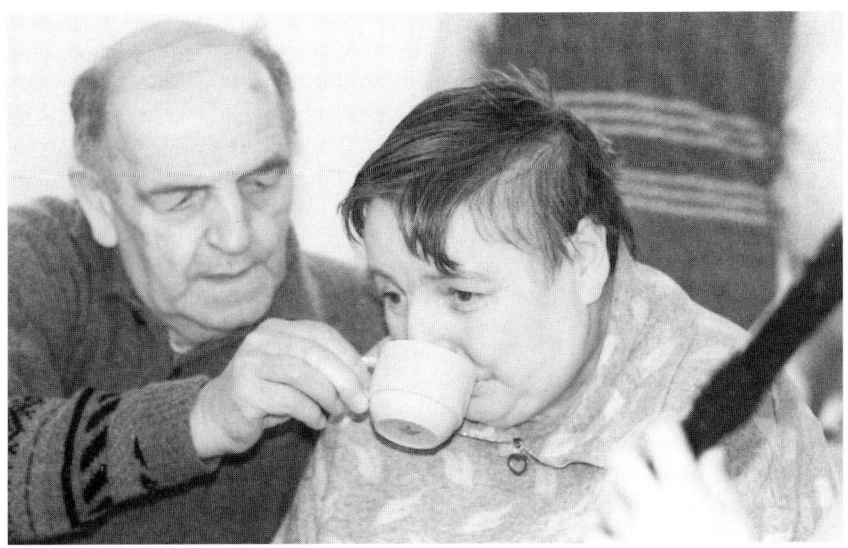

Die Kranken sind angewiesen auf Unterstützung, Verständnis und die Gesellschaft von anderen.

Verlust an sozialen Beziehungen

Im Gespräch mit Nachbarn und Bekannten fühlen sich die Kranken leicht verunsichert, bloßgestellt oder überfordert. Weil ihnen die Namen nicht einfallen wollen, sie nicht wissen, wie sie auf freundliche Fragen reagieren sollen oder ihnen die Gesprächsinhalte völlig unverständlich bleiben, ziehen sie sich zurück. Besucher erleben ihrerseits die Anwesenheit der Kranken als belastend und ängstigend und bleiben mehr und mehr aus. Eine Spirale der fortschreitenden Vereinsamung beginnt, die nicht nur für den Erkrankten zu einem dramatischen Nachlassen an Geselligkeit und sozialer Anregung führt, sondern auch seinen Partner mit sich zieht.

Die Erfahrungen der Pflegenden

Das Anziehen ist an den meisten Tagen eine ziemlich vergnügte und komische Angelegenheit. Ich selbst bin alles andere als sicher, wie herum ihre Unterhose gehört. Für gewöhnlich einigen wir uns darauf, dass es egal ist. Bei langen Hosen ist es einfacher: Ihre haben hinten drin ein schmuddeliges weißes Etikett. Ich sollte Iris baden oder besser irgendwie waschen, da Baden schwierig ist, aber ich verschiebe das gern von einem Tag auf den anderen. Aus irgendeinem Grund ist es einfacher, die Sache in aller Ruhe im späteren Verlauf des Tages zu erledigen, wenn gerade sonst nichts anliegt. Iris hat nichts dagegen. Sie scheint es auf seltsame Art für etwas ganz Normales und gleichzeitig für eine absolute Ausnahme zu halten, so als ob für sie zwischen den beiden Vorstellungen kein Unterschied mehr bestünde. Vielleicht kann sie deshalb auch ihren täglichen Zustand hinnehmen, weil sie sich ihres früheren nicht bewusst ist und auch nicht nicht damit rechnet, dass ein anderer sie irgendwie verändert finden könnte. Ganz so, wie meine Erinnerung sie jetzt immer zeigt, wie sie ist und wie sie – so scheint die Erinnerung anzunehmen – immer gewesen ist.

Da ist es wohl ganz normal, dass ihr die alltäglichen Verrichtungen von früher wie etwa Waschen und Anziehen entschwunden sind, so als hätte es sie nie gegeben. Wenn sie sich an sie erinnern könnte, was nicht der Fall ist, dann würde sie vielleicht denken: Habe ich mich wirklich jeden Tag diesen unnötigen Ritualen unterzogen? Ich selber mag meiner Erinnerung schließlich auch kaum glauben, dass ich mich einmal verliebt habe mit all den üblichen Begleiterscheinungen wie Erregung, Verzückung und Verzweiflung – in gewisser Weise auch alles Rituale.

Zur gleichen Zeit sind Iris' gesellschaftliche Reflexe noch sehr gut, was irgendwie unheimlich ist. Wenn jemand vor der Tür steht (der Briefträger, der Mann, der die Gasuhr abliest) und ich gerade beschäftigt bin, dann empfängt sie ihn mit einem liebenswürdigen Lächeln und ruft mich dann in jenem gelassenen, ein wenig »huldvollen« Ton, den Ehepaare in der Gegenwart Fremder automatisch benutzen. »Schatz, ich glaube, hier ist der Mann, der die Gasuhr ablesen will.« (S. 74f.)

Da ich kein sechsjähriges Kind zur Hand habe, das mit so etwas umgehen kann, ist es mir leider nie gelungen, das Videogerät zu programmieren.

Aber Iris stellt den Kasten ohnehin nicht ab, weil sie sich langweilt (Langeweile scheint bei ihr einfach nicht vorzukommen), sondern aus jenem instinktiven Drang heraus wegzukommen, der sie auch sagen lässt: »Wann gehen wir?« oder » Muss aber weg.«. Aus demselben Grund hat sie Beschäftigungen, die ich ihr anbot und an denen sie sich auch versuchte, abgebrochen – ich habe so etwas inzwischen stillschweigend wieder aufgegeben. »Wann lassen sie uns hier raus?« (S. 79f.)

Zuhause ist der schlimmste Ort. Als ob hier etwas für sie geschehen sollte, was nie geschieht. Die Angst ständig im Rücken. Sie nimmt Dinge auf, um sie abzuwehren. Hält sie in Händen wie Worte. Heftiges Verlangen, ihr ins Ohr zu brüllen: »Für mich ist es schlimmer. Noch viel schlimmer!«

Dies, nachdem der Fernseher kaputtgegangen ist. Ich vermisse ihn offenkundig mehr als Iris es tut, aber jetzt, wo er nicht da ist, nimmt ihre Unruhe zu. Das empfohlene Sedativ scheint nicht zu helfen.

Wann lassen sie mich hier raus? (S. 235) *

Pflegende Angehörige entwickeln ihr Verständnis der Demenz auf der Basis eigener Erfahrungen, eigenen Wissens und Vorwissens. Sie orientieren sich an dem, was ihnen Fachleute sagen, aus den Medien und durch Hörensagen. Einschlägige Informationsschriften und Bücher versuchen häufig, umfassend darzustellen, welche negativen Veränderungen mit der Demenz einhergehen können. Damit vermitteln sie den Eindruck, dass jede Einschränkung in jedem einzelnen Fall früher oder später eintreten wird. Diese Informationsflut kann erdrückend und bedrohlich sein.** Die in vielen Erläuterungen so oder so ähnlich zu findende Formulierung: »Alzheimer ist der irreversible Abbauprozess des Gehirns« wirkt lähmend und bestärkt die Angehörigen in der pas-

---

*   Bayley, John: Elegie für Iris, Verlag C. H. Beck, München 1999

**   Ein in unseren Augen typisches Beispiel hierfür ist das von vielen Fachleuten empfohlene und mit seinem Titel geradezu zum Schlagwort gewordene Buch von Mace, Nancy L. und Rabins, Peter V.: Der 36-Stunden Tag. Bern-Stuttgart-Toronto 1986

siven Hinnahme des Geschehens. Sie verstellt die Sicht darauf, dass viele Menschen mit der Alzheimer Krankheit lange Zeit ohne spürbare Abbauerscheinungen verbringen können und mit dem Leiden noch viele Jahre leben. Ihr Tod wird schließlich durch ganz andere Ursachen herbeigeführt.

Sehen die Familien mit der Diagnose eine Katastrophe über sich hereingebrochen, wird es ihnen schwer fallen, Veränderungen bei ihrem Kranken aktiv anzunehmen und es wird die Art ihrer Zuwendung und Pflege beeinflussen. Gelingt es ihnen hingegen, die Demenz als Behinderung zu sehen, werden sie daraus Hoffnung schöpfen, weil sie merken, wie viel sie tun können, sich und dem Kranken das Leben zu erleichtern.

Wer mit Angehörigen zusammenarbeiten will, sollte sich in ihre Situation versetzen. Fast alle Pflegepersonen stehen seit langem in enger Beziehung zu dem Erkrankten. Meist handelt es sich um Ehepartner oder erwachsene Kinder. Andere übernehmen die Pflege, weil sie zusammen leben oder weil man sich in der Vergangenheit aus anderen Gründen sehr nahestand. Mitunter lebten Erkrankte und Bezugspersonen in einer schwierigen Beziehung. Das heisst nicht, dass die Bindung weniger eng ist, doch mag der Pflegende die Belastung stärker empfinden.

Eine Tochter hatte sich als Kind nie von ihrer Mutter verstanden gefühlt. Ihr fiel es sehr schwer, sich auf die Wünsche der nunmehr dementiell erkrankten Mutter einzustellen. Sie glaubte, die Mutter mache ihr das Leben mit Absicht schwer. Doch die Mutter war so vergesslich geworden und hatte die Fähigkeit, folgerichtig zu denken, in solchem Maße verloren, dass sie eigentlich gar nicht mehr in der Lage war, Böses auszuhecken. Doch dies blieb für die Tochter fast unmöglich zu akzeptieren. Dennoch besuchte sie die Mutter täglich. (BRADFORD)

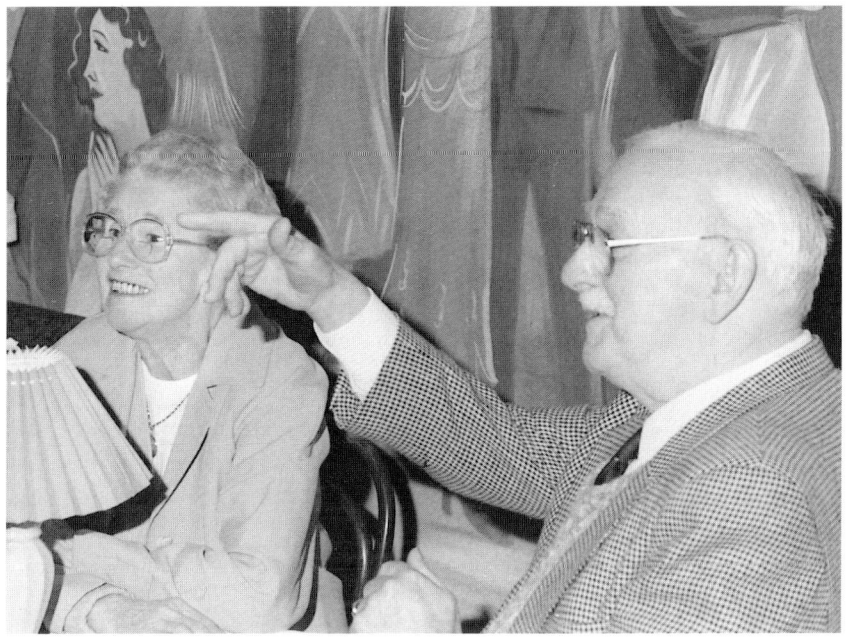

Das Leben ist für Jim und Vi sehr anstrengend geworden, seit er Schwierigkeiten mit dem Gedächtnis hat. Die Teilnahme am Erinnerungsprojekt ermöglicht ihnen, sich seit langer Zeit einmal wieder auf Erinnerungen aus früheren Zeiten zu besinnen und sich darüber zu freuen.

Der Beginn der Demenz bringt Gefühle von Schmerz hervor. Der Erkrankte ist nicht mehr so, wie man ihn kannte. Jede neuerliche Veränderung bedeutet für die Angehörigen, sich mit Verlusten auseinanderzusetzen. Anders als beim Tod eines Nahestehenden, ist die Familie ständig gefordert, das Zusammenleben an die sich wandelnden Bedürfnisse des Kranken anzupassen. Und dieser ist sehr lebendig und braucht mehr Zuwendung als je zuvor. Besonders Ehepartner finden sich bei Fortschreiten der Krankheit zunehmend eingeschlossen in der sich verengenden sozialen Welt des Kranken. Für viele erwächst daraus ein großes Bedürfnis, sich über Ärger und Enttäuschung sowie die Schwierigkeiten der Pflege auszusprechen.

Alle Pflegenden müssen die Beziehung zu ihrem Erkrankten neu definieren und sich von alten, jetzt unrealistisch geworden Erwartungen, verabschieden. (Etwa: Er hat abends immer die Haustür abgesperrt.) Manchen fällt dies leichter als anderen.

Eine Ehefrau war so erschöpft, dass sie trotz allen guten Willens ihren kranken Mann immer wieder schalt und korrigierte, wenn er in den Gruppentreffen nach ihrer Meinung einen Fehler machte. Es schien ihr einfacher, ihn auf diese Weise »normal« zu erhalten, als seine Veränderungen anzunehmen. Bei Projektende konnte sie seine nachlassenden Fähigkeiten zulassen, weil sie an Verständnis für die Krankheit und ihre Symptomatik gewonnen hatte. Ihre Wut und Beängstigung hatten nachgelassen und sie brauchte nun nicht mehr so viel Druck auf ihren Ehemann auszuüben. (BRÜSSEL)

Manchmal hoffen die Angehörigen auf Wunderkuren und mögen selbst an ein Erinnerungsprojekt unrealistische Erwartungen stellen. Verglichen zu dem, was ihnen wirklich am Herzen liegt – nämlich die völlige Wiederherstellung ihres Partners – erscheinen ihnen die kleinen Verbesserungen, die durch die Pflege der Erinnerung bewirkt werden, unbedeutsam. Doch viele freuen sich einfach, wenn sie sehen, wie viel Vergnügen die Kranken haben und welch unvermutete Fähigkeiten oder längst verschüttet geglaubte Erinnerungen zum Vorschein kommen. So entdecken sie neue Anspekte im Zusammenleben mit den Kranken. Es gibt natürlich auch viele Angehörige, die intuitiv oder aufgrund von Anregungen einen positiven Umgang mit dem Erkrankten leben. Sie nehmen eher die verbliebenen Fähigkeiten wahr, als dass sie nach neuen Defiziten Ausschau halten und darüber klagen. Auch sie aber freuen sich über Ermutigung und Bestätigung für ihr Tun.

ERINNERN UND PFLEGEN

Das Gestern erinnern und heute zu pflegen,
das sagt es alles in einem Satz.
Das Erinnern hat mir so viel gegeben:
Bestätigung, Richtung und größere Einfühlsamkeit.

In meinem Leben habe ich nun eine neue Herausforderung,
ich bin nicht mehr nur eine liebende, fürsorgliche Ehefrau.
Nie habe ich mir vorgestellt, dass ich so fühlen könnte,
und ich überlege mir die Dinge, die ich einfach loswerden möchte.
Alles in Versmaß zu bringen, wäre mir früher nie eingefallen,
doch dank des Projektes stimmt jedes Wort, das hier steht.

Zuerst kommt mein Mann mit seinen Wünschen,
denn für gute und schlechte Zeiten habe ich schließlich mein Wort
    gegeben,
ich werde es schon schaffen mit seiner Krankheit,
auch wenn ich immer noch nicht weiß, wie es gehen soll.

Das Projekt hat mich viele Dinge gelehrt:
Geduld zu üben und an die Gefühle des anderen zu denken.
Sich hinunter zu beugen auf seine Höhe, wenn er im Sessel sitzt,
die Hand zu halten, meinen Namen zu nennen, damit er weiß,
    wer da ist.
Sanft und ruhig sprechen und niemals schreien,
keine Vorwürfe. Sie wissen ja doch nicht, warum.
Lang vorbei sind unsere Tête-à-têtes,
aber du gibst mir doch Zeichen, die ich verstehe.
Dieser ganz bestimmte Blick mit dem spitzbübischen Lächeln,
und ein warmer Druck deiner Hand.

Die Liebe, die wir füreinander empfinden, wird bei uns bleiben bis zum
    Ende,
Bis meine Kräfte nachlassen, werde ich hier sein, mein Liebster.

Dieses Gedicht wurde von Joan Sharp geschrieben. Sie nahm mit ihrem Mann an der Londoner Gruppe teil und entdeckte, dass das Gedichteschreiben ihr half, mit der Demenz ihres Mannes klar zu kommen. Auf die Frage nach ihren Erwartungen an das Projekt schrieb sie nach dem ersten Treffen: »Ich hoffe, dass ich Bekanntschaften schließen kann mit anderen, die in derselben Lage sind wie ich. Ich will mehr darüber erfahren, was mich mit dem Fortschreiten der Krankheit meines Mannes erwartet. Ich hoffe, dass ich Jim helfen kann, sich an einige der glücklichen Zeiten, die wir zusammen und mit seinen Familie und seinen Freunden verbracht haben, zu erinnern.«

Professionelle Pflegekräfte

Viele Untersuchungen zeigen, wie sehr die Lebenswelten von Pflegekräften und Pflegebedürftigen auseinanderklaffen. Insbesondere in den Institutionen prallen die unterschiedlichen Wahrnehmungen und Wünsche aufeinander. Die meisten Mitarbeiterinnen geben sich viel Mühe, im Heim ein Zuhause für die alten Menschen zu schaffen; in Heimbroschüren und fomulierten Leitbildern wird dies dargestellt. Mit dem Fortschreiten der Demenz wird es jedoch für die Kranken immer unmöglicher, sich irgendwo Zuhause zu fühlen – eines der Dilemmata der Pflegekräfte.*

Die Mitarbeiter/innen in Heimen, Tagespflegestätten oder ambulanten Diensten wissen oft nur sehr wenig von den Menschen, für die sie sorgen. Die Dienstpläne sind eng gestrickt und es gibt wenig Zeit, sich mit den Bewohnern oder Gästen auszutauschen. Wenig nur weiß

---

* vgl. Sowinski, Christine: Die lebendige Mitte – Gedanken des KDA zur stationären Betreuung. In: Umgang mit Persönlichkeitsveränderungen. Deutsches Rotes Kreuz. Team 37. Bonn 1999, S. 40f.

man von der Person, die sich hinter der Behinderung versteckt. Im Pfle-gealltag trifft man auf den alten Menschen, wie er heute ist, und es ist schwierig, sich ihn jung, gesund und voller Tatendrang vorzustellen.

Wer in der Altenarbeit tätig ist, kommt mir vor wie ein Zuschauer in einem Stadion, in das die Marathonläufer zu ihrem Endspurt einlaufen. Die Sportler sind auf dem allerletzten Stück der Strecke angekommen, sie sind müde und erschöpft. Auch die alten Menschen nimmt man nur müde und erschöpft wahr und fragt kaum, wie sie denn eigentlich ihr Rennen gelaufen sind.

Mich hat es immer interessiert, wie die Menschen ihr Rennen gelaufen sind. Nur so lässt sich herausfinden, warum sie müde und erschöpft sind und

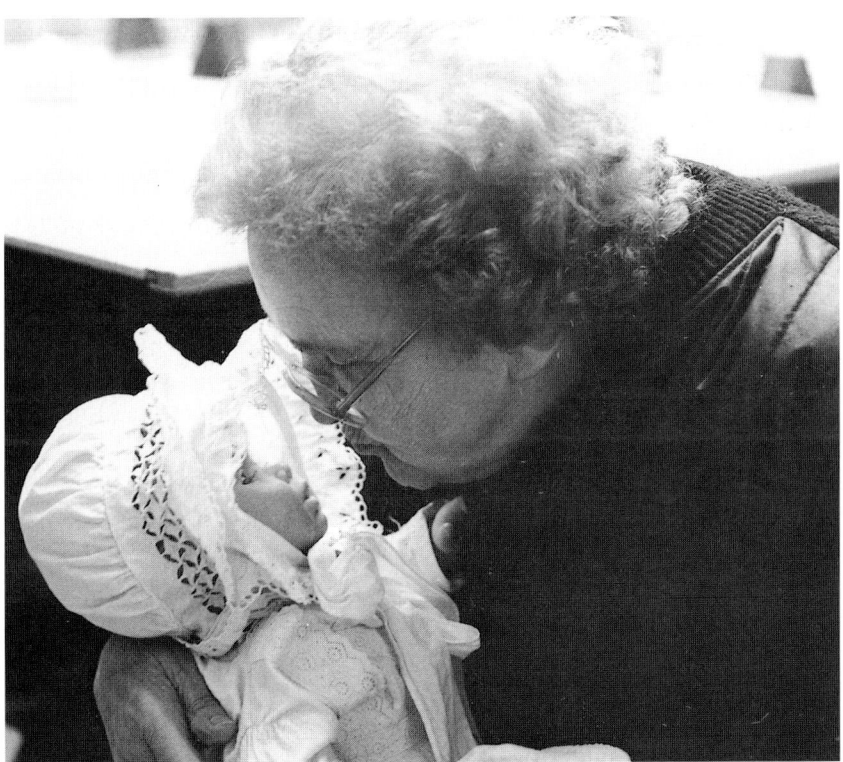

was sie erfrischen könnte. Dann erst erfährt man von ihrer Lebenskraft, ihrer Zähigkeit, ihrer Klugheit und ihren Fähigkeiten, die nicht sichtbar sind, wenn Müdigkeit und Erschöpfung überhand genommen haben. *

Wie soll man einen dementiell Erkrankten ansprechen, wenn man nichts über seine Vergangenheit weiß? Seine Versuche sich mitzuteilen, sind schwer zu interpretieren. Können die Pflegekräfte entscheidende Signale und Schlüsselworte nicht deuten, verkennen sie die Bemühungen der alten Menschen zu kommunizieren leicht als Haschen nach Aufmerksamkeit oder gar als Aggression. Wird die Pflegebeziehung nicht immer wieder von der Erfahrung geglückter Kommunikation gestärkt, ist die Arbeit insgesamt wenig befriedigend.

Sicher fällt schwer, im Pflegealltag Zeit zu finden, sich mit der Lebensgeschichte und den persönlichen Interessen der Bewohner oder Gäste zu beschäftigen. Doch es lohnt sich für die Pflegekräfte wie die Bewohner, wenn sich Wege und Nischen auftun, in denen die Erinnerungen an das lange Leben aufgespürt und zutage gebracht werden.

---

*   Johnson, Malcolm: Biographical Approaches to Health and Wellbeing. In: Reminiscence Magazine, H. 9, Oktober 1994, S. 3, Übers. d. Verf.

Erinnerungspflege

Das Wissen um die Bedeutung der Biographie im Lebenslauf ist in Altenarbeit und Altenpflege inzwischen weit verbreitet. Unterschiedliche Begriffe und Konzepte existieren nebeneinander her, ohne dass eindeutig klar ist, worin sie sich unterscheiden. Im Englischen und Französischen wird für die Beschäftigung mit der Biographie in ganz unterschiedlichen Kontexten der Begriff »Reminiscence« benutzt.* In der Tat scheint auch »reminiszieren« am besten wiederzugeben, um was es in diesem Buch geht: Um das lustvolle und vergnügliche Schwelgen in der Vergangenheit, bei dem mit einer Vielzahl kreativer Methoden Ereignisse, Kenntnisse, Fähigkeiten oder auch nur Gedankensplitter aus dem Vergessen hervorgelockt werden. Ergänzend wählen wir die Bezeichnung der »Erinnerungspflege«, scheint sie uns doch besonders angemessen für den Personenkreis der dementiell Erkrankten. Es gilt, fürsorglich und pfleglich mit den verbliebenen Zugängen zu ihrer Vergangenheit umzugehen, sie wie Keimlinge in rauhem Klima zu schützen und zu achten. »Erinnerungspflege« bietet sich gleichzeitig als Ergänzung und Bereicherung der körperlichen Pflege an, um die es ja mit Fortschreiten der Demenz in immer größerem Umfang auch geht – zwei Seiten also des positiven Umgangs mit dementiell Erkrankten und ihren Angehörigen.

---

* vgl. etwa: Coleman, P.G.: Erinnerung und Lebensrückblick im höheren Lebensalter. In: Zeitschr. für Gerontologie und Geriatrie, 30, (1997), S. 362-367

Was ist Erinnerungspflege?

Erinnerungspflege bedeutet, sich auf die Erlebnisse und Erfahrungen eines Lebens zu besinnen und sich darüber mit anderen auszutauschen. Dieses Reminiszieren kann – etwa in einem Altentreffpunkt oder Heim – als Gruppenaktivität angeleitet und moderiert werden. Genau so gut kann man aber auch mit Freunden oder im Familienkreis in der Vergangenheit schwelgen. Es gibt viele Arten der Erinnerungspflege – und mindestens genauso viele Gründe, sich damit zu beschäftigen.

Für die meisten Menschen ist es etwas ganz Normales, in ihren Erinnerungen zu kramen, oftmals ergibt es sich spontan bei einem geselligen Beisammensein. Wenn man mit anderen seine Erinnerungen teilt, bedeutet es auch, zwischen Gegenwart und Vergangenheit eine sinnvolle und sinngebende Verbindung herzustellen. Besonders älteren Menschen macht es Freude, ihre Vergangenheit gemeinsam mit Freunden und Zeitgenossen Revue passieren zu lassen. Einigen allerdings fällt dieses informelle Erinnern schwer. Ehepartner mögen verstorben sein und der Kontakt zu Altersgenossen lässt sich immer schwerer aufrecht erhalten. Viele können sich nur noch schwer aus dem Hause bewegen. Für diesen Personenkreis bieten sich organisierte Erinnerungsgruppen an. Sie können auf angenehme Weise neue Freundschaften stiften und bieten gegenseitiges Verständnis und Unterstützung.*

Erinnerungen sind immer persönlich und ganz individuell. Schnell lernt man dabei andere Menschen in ihrer Besonderheit kennen und schätzen. Wenn wir in Erinnerungen schwelgen, zeigen wir kleine Stückchen unseres Lebens, die man sonst nicht nach kurzer Bekannt-

---

* vgl. hierzu: Osborn, Caroline, Schweitzer, Pam, Trilling, Angelika: Erinnern. Eine Anleitung zur Biographiearbeit mit alten Menschen. Freiburg 1997

schaft mitteilt. Wenn sich viele Menschen zum gleichen Thema ihre Erinnerungen mitteilen, wird ein gemeinsamer Erfahrungshintergrund deutlich, an dem jeder Anteil hat. Auf der Grundlage solchermaßen geteilter Erinnerungen entwickeln Gruppen schnell ein Gefühl von Zusammengehörigkeit und Nähe – ein wirksames Mittel gegen Vereinsamung und Isolation. Die Teilnehmer gewinnen an Selbstbewusstsein und werden mutiger und experimentierfreudiger in dem, was sie bei der Erforschung ihrer Vergangenheiten ausprobieren möchten. Das zeigt sich besonders dann, wenn die Erinnerungsaktivitäten über das bloße Reden hinausgehen und sich kreativ durch Schreiben, Bewegung, Musik und Rollenspiel fortsetzen.

Natürlich wird es Menschen geben, die es ganz entschieden ablehnen, sich mit ihrer Vergangenheit zu beschäftigen oder anderen einen Zugang zu erlauben. Vielleicht haben sie sehr unglückliche oder schmerzliche Erinnerungen, vielleicht fürchten sie auch, sich gegenüber Menschen bloßzustellen, die sie kaum kennen.

In all den Jahren aber, in denen sie dann noch in Wien lebte, habe ich sie niemals bewegen können, mir irgend etwas von dem Wien zu zeigen und zu erzählen, das sie doch gut gekannt haben musste, Wien vor dem Krieg, vor dem Anschluss, vor '34, die Orte von damals, von früher, von vorher.

Nein, meine Mutter war ganz und gar nicht auf der Suche nach Spuren oder Pfaden der Herkunft oder Vergangenheit, und sie war auf diese Haltung stolz und kam sich darin stark vor und war es vielleicht auch. Ich denke nur an den heutigen Tag, hat sie oft gesagt, ich lebe nicht in der Erinnerung. Und tatsächlich hat sie ja nie etwas gesammelt, aufgehoben oder aufbewahrt. Sie unterhielt eine große Korrespondenz, aber jeder Brief, den sie erhielt, hat bei ihr nur wenige Tage überlebt, sie hat ihn beantwortet und dann zerrissen und in den Papierkorb geworfen. In Wien beweg-

te sie sich nur zu den Orten, wo sie etwas zu tun oder zu erledigen hatte, und, natürlich, zu ihren Freunden, um mit ihnen zusammenzusitzen und englische Bücher mit ihnen auszutauschen.

»Die Erinnerung ist ein großes Verlangen«, stand in dem Buch, das ich im Zug gelesen habe, und diesen Satz habe ich natürlich schon in vielen Varianten gehört und gelesen. »Das Geheimnis der Erlösung heisst Erinnerung« hat, glaube ich, Martin Buber noch heftiger gesagt oder zitiert.

Meine Mutter jedenfalls hat an solche Sätze nicht geglaubt und wollte sie auch gar nicht hören, und nach ihrem Tod erst habe ich das in ihren Augen Ungehörige getan und bin selbst an die alten Orte gegangen, die sie, wie ich mir einbildete, vor mir verheimlichte.

Wahrscheinlicher ist, dass sie ihr tatsächlich gar nichts mehr bedeuteten. *

Manch einer wird also nicht an einer Gruppe teilnehmen wollen, während andere lieber nur zuhören, bis ihnen die anderen vertrauter werden. In jeder Gruppe kommen schmerzliche wie glückliche Erinnerungen zur Sprache, sobald sich ein gewisses Vertrauensverhältnis eingestellt hat. Das ist in einer gut funktionierenden Gruppe ganz normal und die Teilnehmer werden meist in der Lage sein, einander zu stützen und zu trösten, wenn die Emotionen stark werden. Mitunter hat man das Gefühl, dass es eher die (jüngeren) Gruppenleiter sind, die sich vor Gefühlsäußerungen fürchten, die für die älteren Teilnehmer wohlvertrauter Bestandteil eines langen Lebens sind.

---

*   Honigmann, Barbara: Damals, dann und danach. © 1999 Carl Hanser Verlag, München, Wien, S. 100f.

Erinnerungspflege
mit dementiell Erkrankten

Für die Erinnerungspflege mit dementiell Erkrankten gelten im Grunde dieselben Argumente wie für gesunde ältere Menschen. Auch die Methoden, wie die Erinnerungen hervorgelockt und kreativ gestalten werden, ähneln sich. Dem Ansatz der positiven Demenzpflege entspricht es, durchaus mutig und unkonventionell vorzugehen und nicht von vorn herein anzunehmen, die Erkrankten könnten dieses nicht und scheuten vor jenem zurück. Das übergeordnete Ziel der Erinnerungspflege ist es, über die Brücke der Vergangenheit zu anderen in Beziehung zu treten, Selbstbewusstsein, Freude und Gemeinsamkeit ins Leben zu bringen – und sei es auch nur für ein paar kurze Stunden. Was aber könnte angemessener sein, für die Menschen, die an dementiellen Erkrankungen und ihren sozialen Folgen leiden?

Die Erinnerung ist bei Menschen, die an Demenz leiden, wie eine Landschaft, bei der die Berggipfel aus dem Nebel hervorschauen. (KOPENHAGEN)

Es kann recht mühsam sein, wenn man wichtige lebensgeschichtliche Informationen von einem Menschen erhalten möchte, der sich nur noch wenig erinnern und mitteilen kann. Oftmals verfügen die Pflegeeinrichtungen nur über eine Krankenakte, die Auskunft gibt über die körperlichen Gebrechen. Dann heisst es, bei Freunden, Nachbarn oder ehemaligen Kollegen nach Hinweisen über das frühere Leben zu forschen – das Ergebnis wird helfen, die Pflegebeziehung befriedigender für beide Seiten zu gestalten.

Je intensiver man Angehörige in diese Spurensuche einbezieht, um Informationslücken zu füllen, desto positiver kann sich für die Familie der Einschnitt des Umzugs in ein Heim gestalten. Ihnen bleibt eine wichtige Rolle in der Betreuung erhalten, auch wenn sie längst nicht mehr die Hauptlast der Pflege zu tragen haben.

Lebensgeschichte(n)
als Schlüssel zum Ich

Dementiell erkrankte Menschen bringen ihre Lebensgeschichte immer ins Spiel. Sie können gar nicht anders, als mit ihren biographisch gespeicherten oder erinnerten Wahrheiten zu agieren.

Ihre Sichtweise ist dabei wichtiger als eine etwaige »objektive« Wahrheit. Sie erinnern sich natürlich nicht an alles, aber was sie erinnern können, das halten sie fest. Auch im Zustand der Demenz versuchen sie, entlang ihrer lebenserprobten Muster zu handeln und sich damit

- Kompetenz,
- Selbstachtung und
- Identität

zu bewahren.

Sie teilen uns ihre biographischen Splitter im Lauf der Zeit mit, wir müssen nur zuhören und sie uns merken.

Das Wissen um die Biographie erleichtert es uns, die dementiell Erkrankten

- in ihrem Handeln und in ihren Widerständen zu verstehen,
- zu wissen, was sie bewegt,

- mit ihnen in Beziehung zu treten,

- ihnen zu helfen, mit den Anforderungen der Gegenwart fertig zu werden.*

Angehörige, Freunde, Nachbarn, ehemalige Kollegen sind eine gute Informationsquelle. Wir sollten uns nicht darauf beschränken, Fakten abzufragen, sondern emotionale Inhalte und Zusammenhänge herstellen.

Wir ergänzen das lebensgeschichtliche Wissen um

- unsere Beobachtungen,

- bekannte Daten der Biographie,

- zeitgeschichtliches Wissen.**

Oft werden wir spekulieren und hineininterpretieren und dann neugierig versuchen herauszufinden, ob wir richtig liegen.

---

*   nach Becker, Jutta: »Gell, heut geht's wieder auf die Rennbahn«, Darmstadt, afw, 1999, S. 60f

**   Erst allmählich tritt die psycho-historische Dimension im Umgang mit älteren und altwerdenden Menschen ins Bewusstsein. Vgl. hierzu: Radebold, Hartmut: Abwesende Väter. Folgen der Kriegskindheit in Psychoanalysen. Göttingen 2000

Zehn Gründe für Erinnerungspflege*

Erinnern baut Brücken

... zwischen einst und jetzt, zwischen Dir und mir, zwischen Körper und Seele, innen und außen.

Erinnern schafft Freunde

Wer Erinnerungen miteinander teilt, kommt sich rasch näher. Der Verlust an gleichaltrigen Freunden und Angehörigen wird gemildert durch neu entstehende Beziehungen.

Erinnerungen verringern die Distanz zwischen Jung und Alt

Meist sind es viel jüngere Menschen, die die Pflege der Alten leisten. Wie Angehörige eines »anderen Volkes« mögen sie ihnen erscheinen, mit ihren Falten und Gebrechen, ihren Ansichten und Formulierungen – bis die Erinnerungen Zugang und Nähe ermöglichen.

Erinnerungen erhalten und übermitteln kulturelles Erbe

Zukunft braucht Herkunft – ein Schlüssel dazu liegt in den Erinnerungen der alten Menschen.

Erinnerungen sind ein Geschenk

Erinnerungen lassen sich nicht abfragen, wie Vokabeln und nicht dokumentieren, wie Blutdruck und Medikamentenverträglichkeit. Erinnerungen entstehen immer wieder neu im Austausch und in der Begegnung mit einem lebendigen Gegenüber.

---

*   vgl.: Gibson, Faith: Reminiscence and Recall. A Guide to Good Practice. Age Concern. London 1994, S. 22ff.

Erinnerungspflege stärkt Identität und Selbstachtung

Wer sich täglich als abhängig und schwach erlebt, kann aus der Rückbesinnung auf die Leistungen eines langen Lebens Selbstvertrauen gewinnen und den Glauben, dass der Kern der Persönlichkeit weder durch Hilfsbedürftigkeit noch Alter zerstört wird.

Erinnerungspflege hilft bei der Lebensrückschau

Mit dem Näherrücken des Todes verspüren die meisten Menschen das Bedürfnis, Rückschau zu halten und einen Sinn in den vielfältigen Irrungen und Wirrungen ihres Lebens zu finden.

Erinnerungspflege öffnet eine Bühne

Für einen Augenblick oder länger kann jeder sich und seine Geschichte im Zentrum des Interesses, der Anerkennung und Zuwendung erleben – ein rares Glück für viele alte Menschen. Dabei wird jeder zum Regeisseur seiner Erinnerungen und entscheidet, was er mitteilen und auf die Bühne bringen will.

Erinnerungen öffnen Fenster aus dem Pflegealltag

Pflegende sind oft so belastet, dass sie ganz vergessen, welch vielfältige Geschichten sie mit den Kranken teilen. Wer gemeinsam mit dem Kranken in Erinnerungen schwelgt, schafft sich Freiräume und Nischen, um neue Kraft zu sammeln.

Erinnern macht Spaß

Erinnern ist nicht nur lustig, bietet aber reichlich Anlässe zum Lachen, Schmunzeln und Wohlfühlen.

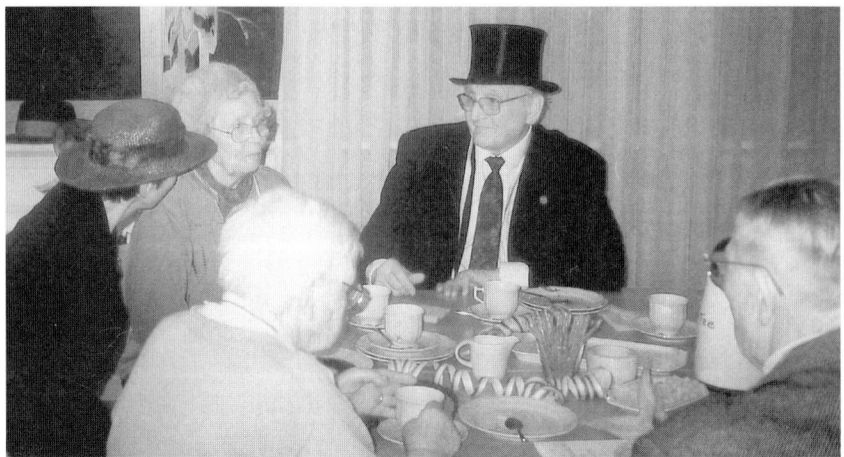

Freundschaften und gegenseitiges Verstehen entwickeln sich in einer Erinnerungsgruppe.

Erinnerungspflege als Kommunikation

Über das Aufspüren von Erinnerungen will man mit dementiell Erkrankten in Beziehung treten. Man wird also Formen der Kommunikation wählen und entwickeln, die es den Kranken erleichtern zu verstehen und sich mitzuteilen.

Bei der Arbeit mit dementiell erkrankten Menschen nehme ich Kontakt auf, indem ich mich völlig auf die Beziehung konzentriere: Ich achte auf die Worte, den Tonfall, die Blicke, die Körperhaltung und die Berührung. Vor allem höre ich gut zu, was sie mir sagen. So gut ich kann, schreibe ich auf, was ich höre. Ich kleide mich nicht in professionelle Distanz, ich komme ohne einen bestimmten Plan, ich bringe kein medizinisches Vorwissen über die Person mit. Ich versuche, einfach da zu sein, mich auf den einzelnen einzulassen und seine Sorgen zu teilen. Die Botschaften, die ich von diesem Kriegsschauplatz der Kommunikation mitbringe, sind ganz außergewöhnlich. Sie rühren und sie beschämen mich. *

---

*   Killick, John: It isn't fair when your Heart Wants to Remember. In: Reminiscence in Dementia Care. Schweitzer, Pam. Hrsg. Age Exchange, London 1998, S. 93, Übers. d. Verf.:

Die folgenden Vorschläge für die Kommunikation mit dementiell Erkrankten sind gegliedert in:

1. »demenzgerechte« Formulierungen,
2. »aktives« Zuhören,
3. die Bedeutung der Körpersprache,
4. die richtige Art, Fragen zu stellen,
5. die Suche nach dem roten Faden und die Offenheit, ohne ihn auszukommen,
6. Zugang über die Sinne,
7. die Atmosphäre,
8. der Faktor Zeit.

Demenzgerecht formulieren

- Probieren Sie das, was Sie mitteilen möchten, auf verschiedene Weise auszudrücken. Wählen Sie unterschiedliche Formulierungen und Worte, bis sie sicher sind, dass Sie verstanden werden.
- Merken Sie sich Wendungen und Begriffe, die verstanden werden, und nutzen Sie sie immer wieder.
- Sprichwörter und vertraute Redewendungen werden besser verstanden als abstrakte Mitteilungen.
- Die Sprache sollte einfach sein, die Sätze kurz und prägnant.
- Immer nur ein Sachverhalt ansprechen! Teilen Sie mit, wenn das Thema gewechselt wird. Dementiell Erkrankte können sich nicht schnell und assoziativ umstellen.
- Gesten unterstreichen die Bedeutung der Worte.
- Gibt es Zeichen, mit denen der Gesprächspartner anzeigt, ob er verstanden hat?

Aktives Zuhören

Menschen, die an Demenz leiden, werden häufig als »kommunikationsbehindert« bezeichnet, weil sie oft nicht die richtigen Worte finden. Doch sie möchten sich sehr wohl anderen mitteilen. Es gilt, ihnen »aktiv zuzuhören«, auf Gefühlsäußerungen zu achten und sich um Verstehen zu bemühen. (KOPENHAGEN)

Bei der Erinnerungspflege mit dementiell Erkrankten heisst es gut zuzuhören. Unsere ungeteilte Aufmerksamkeit können wir durch Gesten und Körperhaltung signalisieren. Die Kranken sollen spüren, dass wir an dem, was sie sagen, interessiert sind, ohne dass sie unter Erwartungsdruck geraten:

- Setzen Sie sich mit dem Erkrankten auf gleiche Höhe.
- Etwa eine halbe Armeslänge wird von den meisten als angenehme Distanz empfunden. Wenn sich auch viele dementiell Erkrankte darüber freuen, an der Hand gehalten oder in den Arm genommen werden, sollte man doch immer auf das individuell und situativ unterschiedliche Bedürfnis nach Körperkontakt achten.
- Wenden Sie sich dem Gesprächspartner zu, suchen Sie Blickkontakt.
- Akzeptieren Sie, was Ihnen erzählt wird, unterbrechen oder korrigieren Sie nicht. Setzen Sie stets voraus, dass ein Sinn in allem liegt, was Ihnen mitgeteilt wird.
- Lassen Sie auch längere Gesprächspausen zu, oftmals wird sich ein Kranker äußern, wenn wir schon keine Reaktion mehr erwarten.
- Reagieren Sie mit Verständnis und Wärme, auf das, was Ihnen erzählt wird. Wiederholen Sie, was Ihnen erzählt wurde so, dass die Kranken spüren, dass sie verstanden wurden und ihre Äußerungen ernst genommen werden.

- Registrieren Sie den Gefühlsinhalt ebenso wie die Worte und bleiben Sie nicht an der Oberfläche der wörtlichen Aussagen kleben.

Die Bedeutung der Körpersprache

Ein Teilnehmer lächelte viel bei den Treffen, aber er sprach nie ein Wort. In der Tagespflegestätte hingegen lächelte er niemals. Also nahmen wir an, dass das Projekt für ihn ein Erfolg war. (AMSTERDAM)

- Die Körpersprache von uns allen gibt Kommunikationsinhalte deutlicher wieder als alle Worte, also hilft es, das »Lesen« der Körpersignale zu trainieren.
- Da sich die Körperwahrnehmung bei dementiell Erkrankten verändert, suchen sie nach Informationen, die ihnen Orientierung geben. Sie nesteln unruhig an der Kleindung und streichen über Tischplatten, weil ihnen keine verlässlicheren Informationen zur Verfügung stehen. Erst wenn sie wieder Sicherheit gewonnen haben, wo sie sind und wer sie sind, können sie sich unseren Mitteilungen öffnen.

Zwei unserer Teilnehmer konnten nur noch wenig sprechen, doch ihre Körpersprache drückte Zufriedenheit und Vergnügen aus. Wir sahen sie oft lächeln und hörten sie summen. Ihre Ehefrauen berichteten, dass sie, sobald sie sich unserem Gebäude näherten, begierig waren, den Gruppenraum zu betreten und jeden zu begrüßen. (OSLO)

Richtig fragen

Durch Fragen und Anregungen versuchen wir, die Kranken auf die Spuren ihrer Erinnerung zu bringen. Manchmal gelingt es, die erhoffte Reaktion hervorzurufen, manchmal werden uns völlig andere Dinge mitgeteilt und immer einmal wieder wird unser Bemühen, Erinnerungsprozesse anzuregen ohne unmittelbar wahrnehmbaren Erfolg bleiben. Immer sollten Situationen vermieden werden, in denen sich bei den Erkrankten das Gefühl des Versagens einstellen könnte. Ohnehin geraten die dementiell Erkrankten leicht in Panik, wissen sie doch nur zu gut, dass ihnen ihr Gedächtnis Streiche spielt und sie nie sicher sein können, das zu sagen oder zu tun, was man von ihnen erwartet.

Wenn ich meinen Vater anrufe, holt meine Mutter ihn ans Telefon, und es entspinnt sich etwa ein Gespräch wie das folgende:

»Hallo, Dad, hier ist John, dein Sohn.« Ich muss ihm meinen Namen sagen und auch, in welcher Beziehung wir zueinander stehen, damit er eine ungefähre Vorstellung davon hat, wer ich bin.

»Oh.«

»Du weisst doch, der gutaussehende.« Diesen Satz habe ich schon Dutzende von Malen gebraucht, aber mein Vater kann immer wieder aufs neue darüber lachen. Da sein Gedächtnisverlust ihn auf seinen Wesenskern zurückgestutzt hat, ist er auf zwei Grundeigenschaften reduziert: seinen tiefen Glauben und seinen Sinn für Humor.

Es ist ihm eine Hilfe, dass über dem Telefon meiner Eltern Familienfotos an der Wand hängen. Inzwischen hat meine Mutter bereits auf mich gedeutet. Ich frage ihn, wie es ihm geht, und er sagt: »Nun ja, es gibt mich noch.«

»Aber an viel kannst du dich nicht mehr erinnern, denke ich.«

»Nein, bestimmt nicht.« Er lacht, aber in seiner Stimme schwingt eine gewisse Unsicherheit oder Zurückhaltung. Er sorgt sich vielleicht, ob er das

Gespräch durchstehen können wird, ohne sich in eine peinliche Lage zu bringen. Ich frage ihn nach dem Wetter und spreche dann von etwas, das ich von ihm bekommen habe, etwa von dem 78er Oldsmobile, das gerade die 100 000 Meilen überschritten hat.

»Er läuft noch immer prima« – »Mach keine Witze, alter Junge.«

»Weißt du noch, wie wir immer Angeln gegangen sind?«

»Ja.« Die Bilder davon hat er nicht mehr so im Kopf wie ich. Er riecht nicht länger das Mückenschutzmittel und hört auch nicht mehr die Mücken summen. Dennoch schwingen Nostalgie und Begeisterung in seiner Stimme, wenn er sagt: »Ja, das waren noch Zeiten.«

Zur Abwechslung habe ich Kathy den Telefonhörer übergeben. An sie erinnert sich mein Vater nicht mehr, aber sie sagt ihm, dass sie sich sehr wohl an ihn erinnert.

»Du bist doch dieser charmante, sexy Knabe.«

»Nun, das war einmal, heute mach' ich's nicht mehr allzuoft.«

Kathy muss loslachen. Ich glaube, einige Dinge vergisst man niemals.

Während die Erinnerungen meines Vaters an mich verblassen, strömen diejenigen, die ich an ihn habe, durch mein Bewusstsein. Ich habe gar nicht nach ihnen gefragt, sie stellen sich ganz von selbst ein. *

Eine Frage, die mit »Wann...?« »Wer...?« oder »Wo...?« beginnt, verlangt eine klare Antwort: Eine Zeitangabe, einen Namen oder einen Ort. Oft gelingt es dementiell Erkrankten durch witzige Bemerkungen oder Abschweifen zu überspielen, dass sie die erwartete Antwort nicht wissen. Häufig aber werden sie sich und uns ihr Unwissen eingestehen müssen. Das lässt sich vermeiden, wenn man sie gar nicht erst in diese Lage bringt. Dabei ist es für uns gar nicht so einfach, bei einem

---

*   Kotre, John: Weiße Handschuhe. Aus dem Amerikanischen von Hartmut Schickert,
     © 1996 Carl Hanser Verlag, München-Wien, S. 99f.

Gespräch, das schließlich Informationen über die Erinnerung zutage fördern soll, direkte Fragen zu umgehen – das muss man richtig trainieren und alternative Strategien einüben:

Betrachtet man etwa gemeinsam das Hochzeitsfoto einer alten Dame, so kann man die Einzelheiten darauf ansprechen und kommentieren – ganz so, als würden beide das Bild zum ersten Mal sehen: Den Schnitt den Kleides, die Länge des Schleiers, den Ort, an dem das Foto wohl aufgenommen wurde.

Während die verschiedenen Dinge angesprochen werden, können sich Erinnerungen einstellen und zur Sprache kommen. Sollte dies nicht der Fall sein, haben beide mit Vergnügen ein schönes Foto angeschaut, ohne dass die Erkrankte das Gefühl haben wird, irgendwelche Erwartungen nicht erfüllt zu haben.

Gut ist es natürlich, wenn man vorab einige Details herausfindet und Stichworte liefern kann: »Das sieht man ja die Lukas-Kirche...«, »Neben der Braut steht wohl der stolze Vater?« »Dieser Brautstrauß aus Flieder war ja etwas ganz Besonderes um diese Jahreszeit..« Schreibt man die Namen der Abgebildeten und andere Details mit Bleistift auf die Rückseite, kann man gemeinsam Vermutungen über die Personen anstellen und dann nachsehen und sich freuen – über richtige Antworten wie über überraschende Erkenntnisse.

Geben Sie ihrem Gesprächspartner die Möglichkeit, mit Nicken und Lächeln auf das zu reagieren, was Sie sagen. Sie entheben ihn damit des Zwangs, sich verbal zu äußern. Je detaillierter man über die Lebensumstände eines Demenzkranken Bescheid weiß, je mehr bedeutsame Anekdoten und Personen man kennt, je flüssiger man vertraute Redewendungen einfließen lässt, desto eher wird es gelingen, Zugang zu den verschütteten Erinnerungen zu finden. Keiner verfügt natürlich über bessere Voraussetzungen hierzu als die Angehörigen, die viele Jahre und Jahrzehnte mit dem Kranken verbracht haben.

Ein Ehemann stellte seiner Frau niemals Fragen, weil er wusste, wie sehr ihre Sprachfähigkeit nachgelassen hatte. Statt dessen erzählte er in der Gruppe von den Reisen, die sie gemeinsam unternommen hatten. Wenn sie sich nicht zu erinnern schien, fügte er Einzelheiten hinzu und erläuterte sie anhand von Fotos, bis sie Anzeichen des Verstehens zeigte. (AMSTERDAM)

Mein Mann hat es aufgegeben, Gespräche mit den Worten »Erinnerst Du Dich als..?« anzufangen. Jetzt spricht er mit mir über die Erfahrungen, die wir gemeinsam gemacht haben, als würde ich sie zum ersten Mal hören. Manchmal war die Erinnerung daran in der Tat völlig verschwunden. Bei anderen Gelegenheiten allerdings, ließen seine Worte so etwas wie einen Funken der Erinnerung aufleuchten, die noch in meinem Gedächtnis lebendig war und die ich hervorkramen konnte. Das bot mir die Chance, den Faden fortzuspinnen: »Ja, und das war als.....« Das war eine sehr liebevolle Art herauszufinden, ob ich mich an ein spezifisches Ereignis erinnerte oder nicht. Ich fühlte mich ganz entspannt, wenn er mir auf diese Weise eine Begebenheit einfach nur so erzählte und mir die Tür offen ließ, eigene »neue« alte Erinnerungen an seine anzuhängen. [*]

Die Suche nach dem Roten Faden

Die Erinnerungen tauchen für die Erkrankten oft ungeordnet und ohne Zusammenhang auf. Dann ist es gut, wenn man eine Verbindung herstellen kann – sowohl zwischen den einzelnen Ereignissen wie auch zwischen Vergangenheit und Gegenwart. Merkt man sich, was eine Person im Laufe der Zeit erzählt hat, kann man für sie einen roten Faden spannen und ihre Gedächtnisstütze sein.

---

[*] Friel McGowin, Diana: Wie in einem Labyrinth. Leben mit der Alzheimer-Krankheit, Abdruck mit freundlicher Genehmigung von Bantam Dell Publishing, New York and Agence Hoffmann, München © 1993 Elder Books 1994 © der dt. Übersetzung, Verlagsgruppe Droemer Weltbild

Eine Teilnehmerin wurde immer sehr nervös, wenn sie etwas erzählen wollte. Der Druck, sprechen zu müssen, ängstigte sie. Deshalb bot ihr der Ehemann an: »Wenn du dich so aufregst, kann ich doch deine Geschichte erzählen und du nickst nur, um zu zeigen, ob ich es richtig machte.« Seit sie diese Übereinkunft getroffen hatten, kam die Frau sehr viel entspannter zu den Treffen. (AMSTERDAM)

Zugang über die Sinne

Mit Fortschreiten der Krankheit wird man immer bewusster neben der Sprache die übrigen Sinne ansprechen. Riechen und Schmecken, Sehen und Hören, Tastsinn und Bewegung schaffen auf oft verblüffende Weise Zugang zur Erinnerung. Unverzichtbar für die Erinnerungspflege sind daher die »Triggers«, also die Gegenstände, Musikstücke und auch Verrichtungen, auf die im Kapitel »Praxis der Erinnerungspflege« S. 74 ff. ausführlich eingegangen wird.

Doch leiden dementiell Erkrankte oft unter verschiedenen Sinneseinschränkungen. So verändert sich der Geschmackssinn – mehr und mehr findet man nur noch Gefallen an Süßem. Wie bei vielen älteren Menschen lassen Augen und Ohren in ihrer Leistungsfähigkeit dramatisch nach, ist der Riechsinn beeinträchtigt. Zudem wird die Überlagerung von Sinnesreizen leicht bedrohlich, da die unterschiedlichen Quellen nicht mehr getrennt und zugeordnet werden können.

Die Sinne sind also gezielt anzusprechen, ein Überangebot an Reizen verwirrt eher als das es stimuliert.

Die Atmosphäre

Dementiell Erkrankte verfügen über ein feines Gespür für die Atmosphäre, die in einem Raum oder einer Gruppe herrscht. Leicht lassen sie sich von den Gefühlen anderer beeinflussen – im Positiven wie im Negativen. Vermittelt eine Gruppe Sicherheit und Vertrauen, kann sie als Ort angenommen werden, an dem vieles ohne Angst vor Versagen ausprobiert wird. Wo Offenheit und Humor herrschen, braucht keiner ein Missgeschick zu fürchten. Dies gelingt am besten, wenn auch die Gesunden sich nicht scheuen, Fehler zu machen und herumzualbern. Damit schafft man geradezu eine Gegenwelt zum Alltag, in dem sich die Kranken immer wieder als unfähig und abhängig von anderen erleben, denen anscheinend alles gelingt und die stets alles unter Kontrolle haben. Das bedeutet, dass auch die Mitarbeiter einander vertrauen und ihrerseits keine Angst vor Blamage und Fehlern haben.

Bei einem Treffen trug eine der Mitarbeiterinnen ein großes Männertaschentuch auf dem Kopf, das an den vier Zipfeln geknotet war. Damit sollten Erinnerungen an die Feldarbeiterinnen früher hervorgerufen werden. Alle Anwesenden fanden diese Kopfbedeckung höchst lächerlich und wollten sich darüber kaputtlachen. (BRÜSSEL)

Eine festliche, ausgelassene Stimmung kann beflügeln. Auf jeden Fall sollte den Gruppentreffen etwas Besonderes, aus dem Alltag Herausragendes anhaften. Lachen und heitere Geschäftigkeit vermitteln den Kranken (und ihren Angehörigen) das schöne Gefühl, dort zu sein, wo etwas los ist. Dann lassen sich die Gruppenteilnehmer gern auch zu Ungewohntem verlocken. Bei den Angehörigen entsteht dann leicht ein schlechtes Gewissen, gelingt es ihnen zu Hause doch nie, ihre Kranken so aufgekratzt und unternehmungslustig zu stimmen. Man sollte sie beruhigen und auf die besondere Wirkung der Gruppe hinweisen.

Bei der Erinnerungspflege in der Gruppe wird für die dementiell Erkrankten eine Situation geschaffen, die auf sie wie ein normales geselliges Beisammensein wirkt. In Wirklichkeit handelt es sich aber um eine in ihrer jetzigen Lebensphase höchst ungewöhnliche Veranstaltung: Hier sind sie es, die im Mittelpunkt der Aufmerksamkeit stehen. Ihnen wird die Zeit, Bestätigung und Ermunterung gegeben, die sie brauchen, um sich respektiert, aktiv und einbezogen zu fühlen. Erinnerungspflege bietet den Rahmen und strukturiert die Begegnung so, dass sich die Menschen – unabhängig vom Grad ihrer Einschränkungen, ihres Alters und ihrer Hinfälligkeit – wohl und angenommen fühlen.

Der Faktor Zeit

Dementiell Erkrankte können oft noch erstaunlich viel selbständig tun, immer vorausgesetzt, es treten nicht zu viele verschiedenartige Anforderungen auf einmal an sie heran, und sie haben ausreichend Zeit. Oft möchten sie durchaus einer Aufforderung nachkommen – es dauert nur geraume Zeit, bis sie eine angemessene Reaktion zeigen können. Normalerweise sind die Gespräche dann schon weiter vorangeschritten oder die Betreuenden haben längst selbst erledigt, was die Kranken anscheinend nicht bewältigen können. Diese Verlangsamung ist zu berüksichtigen, will man tatsächlich in Erfahrung bringen, welche Gedächtnisinhalte noch zu einem bestimmten Thema zugänglich sind. Es kann geraume Zeit dauern, bis die Kranken sich auf eine Situation eingestellt haben und ihren Kommentar dazu geben. Wie schade wäre es, wenn man aus Angst, nicht genügend Anregungen geboten zu haben, schnell zum nächsten Thema eilt!

So kann geschehen, dass die Kranken erst Stunden später – wenn sie von dem Gruppentreffen längst wieder nach Hause zurückgekehrt sind – beginnen, ihre Erinnerungen mitzuteilen. Dies kann Anregung für die Familie sein, noch einmal neu miteinander ins Gespräch zu kommen.

Erst beim vierten Treffen begannen die dementiell erkrankten Teilnehmer in unserer Gruppe eigene Geschichten zu erzählen. Jetzt hatten sie genügend Vertrauen und Vertrautheit entwickelt, sie fühlten sich entspannt und sicher. (BRÜSSEL)

Der Wahrheit der Erinnerung

Der Poet John Killick spricht in Pflegeheimen mit dementiell erkrankten Bewohnern. Er hört geduldig zu, schreibt mit oder nimmt die Gespräche auf Tonband auf. Später verdichtet er die Sätze so, dass sie in einem inneren Zusammenhang stehen – ohne ihnen die Aussagekraft zu nehmen. Wenn er sie den alten Menschen wieder vorliest, erkennen sie sich wieder und freuen sich, wie sie mit ihren Worten Gehör gefunden haben.

In jeder Geschichte liegt ein wahrer Kern. Erzählungen verändern sich im Laufe der Zeit. Immer sind sie davon beeinflusst, wem und in welchem Zusammenhang sie zum Besten gegeben werden. Wenn mehrere Personen über ein identisches Erlebnis berichten, wird jede der Schilderungen anders sein. Jede Geschichte wird mit jedem neuen Erinnern verändert. Vielleicht erfinden wir uns mit jedem Erzählen neu...

MONKEY PUZZLE*
Das Affen Puzzle

Ich leide am Affenpuzzle.
Der Ort hier ist ein Affenpuzzle.
Das Rätsel ist: Wie wird man mit den Affen fertig?

Ich weiß nichts mehr von heute,
außer, dass meine Zunge eingepfeffert ist. Jawohl!
Heute früh war mein Mund wieder ganz gepfeffert.
Ich glaube, das ist ein Teil des Affenpuzzles.
Diese kleinen Affen haben zwei Beine,
weißt Du, und sie tragen Anzüge.

Dieser Bart, der da so wächst,
untenherum in meinem Gesicht,
ich habe geglaubt, dass er dazugehört
zu der Kategorie des Affenpuzzles,
man hat ihn dahingemacht, um die Neulinge zu verwirren.
Ich bin zu dem Entschluss gekommen,
was wir tun sollten, ist
diese Affen zu erziehen.
Wir sollten ein für alle Mal klar stellen:
Es gibt bestimmte Dinge,
die tut man einfach nicht – obwohl,
ich weiß, dass sie sich kaputtlachen werden
hinter meinem Rücken.

Die Leute stopfen mir Sachen in den Hals.
Ich glaube, es ist nicht mal aus Jux -
es ist die reine Böswilligkeit. Nächstes Mal, wenn jemand sagt:
»Steck das in deinen Mund!«, werde ich aufspringen
und sie boxen. Es lässt sich einfach nicht verschweigen,
dass sie mir alles mögliche antun.

----

*   Killick, John: It's Hard when your Heart Wants to Remember, Übers. d. Verf

Wenn das auch noch ein Stück in dem Affenpuzzle ist,
dann soll der Affe schon wissen, was es geschlagen hat!
Ich werde fuchsteufelswild werden, das werde ich wirklich.
Ich werde wild werden und ihnen Angst einjagen!

John Killick, Übers. d. Verf.

Wenn man erzählt und noch einmal erzählt, ändern sich Einzelheiten im Gedächtnis ein wenig. Die Beziehung zwischen Zuhörer und Redner wie auch die Situation, in der erzählt wird, beeinflussen die Geschichte. Es macht überhaupt nichts, wenn sich Details verändern. Man sollte das Ganze eher als ein Bild sehen, das in unterschiedlichen Lichtverhältnissen gemalt wird. Die Hauptsache oder der Kern bleiben erkennbar, die Einzelheiten variieren und spiegeln die Unterschiede in Gefühl, in Stimmung, Gedächtnis und Interpretation wieder.*

Bei einer Demenz mag selbst dieser Kern nicht mehr zu erkennen sein, Einzelheiten können völlig verschwinden oder ganz in den Vordergrund treten. Vielleicht werden sie auch mit Inhalten aus ganz anderen Erlebnissen verschmolzen. Dann dient möglicherweise eine Geschichte von früher dazu, metaphorisch über ein aktuelles Erleben zu sprechen. Sie erscheint vielleicht ganz sinnlos, hat aber hohe symbolische Bedeutung. Es liegt an uns, den ihr innewohnenden subjektiven Wahrheitsgehalt zu finden, ihn zu akzeptieren und so zu deuten, dass wir verstehen, was der Kranke uns mitteilen möchte.

Ab einer bestimmten Phase der Krankheit mag die Vergangenheit ganz unwichtig werden. Was zählt, ist jetzt die Beziehung zwischen dem Erzähler und seinem Zuhörer – sie aber ruht auf dem, was wir vom Leben des Kranken in Erfahrung bringen können.

---

*   Gibson, Faith: Reminiscence und Recall. London 1994, S. 14. Übers. d. Verf.

Ursula Koch-Straube

Das Krokodil unter dem Bett: Mit Verrücktheiten leben und gewinnen *

Träume und Fantasien

Ein Kind träumt mit Schaudern oder Abenteuerlust von einem Krokodil unter seinem Bett. Eine ältere Frau wacht schreiend aus einem Traum auf, weil – anstelle eines Krokodils – ein Mann unter ihrem Bett liegt. Beide, das Kind und die Frau – müssen sich beim Erwachen schütteln, die Augen reiben, um die Gefühle des Traumes abzustreifen, um Realität und Traum voneinander zu unterscheiden. Dennoch kann sie beide das gruselige Gefühl oder die Aufregung noch viele Stunden des Tages begleiten.

Träume, Alpträume, Fantasien sind Bilder aus dem Unbewussten. Sie verarbeiten die Tageserlebnisse oder weiter zurückreichende Erfahrungen, geben unseren Sehnsüchten, Wünschen und Ängsten Raum in einer Weise, wie wir sie bei klarem Bewusstsein niemals erkennen könnten. Wir staunen über den Reichtum der Bilder, über die Unbegrenztheit ihrer Verknüpfungen und Wandlungen.

---

* Vortrag gehalten anlässlich der Europäischen Konferenz Remembering Yesterday Caring Today. Erinnerst Du Dich noch?, Wien 1998

Trifft das nicht auch für dementiell Erkrankte zu? Staunen wir nicht auch über die Bilder, Aussagen und Verhaltensweisen, die sie zu Tage fördern? Könnte es sein, dass alte verwirrte Menschen im Gegensatz zu den gesunden Menschen nur nicht mehr so schnell oder gar nicht mehr aus ihren Träumen und Phantasien herausfinden?

Nehmen wir eine solche Sichtweise an, so befreien wir die Demenz von ihrem außergewöhnlichen, erschreckenden und unbegreiflichen Charakter.

Botschaften aus der Tiefe

Im Rahmen einer Studie über Alltag und Milieu eines Altenpflegeheimes hielt ich mich dort als teilnehmende Beobachterin 15 Monate auf.* Meine wichtigsten Erkenntnisse, bezogen auf meine Themenstellung heute, waren die Folgenden:

Dem Denken, Handeln und Fühlen von Verwirrten liegt ein eigener Sinn zugrunde. Nur wir, die Gesunden, sind in der Regel nicht oder nur unzureichend in der Lage, den Sinn zu entdecken, weil wir nicht die Realität des Dementen teilen. Er befindet sich – wie im Traum – in einer anderen Welt.

Dazu ein Beispiel: *Herr K. packt jeden Morgen seine Tasche, um – in seinem Verständnis von der derzeitigen Situation – ins Büro zur Arbeit zu gehen. Wir schütteln den Kopf, versuchen ihn wachzurütteln, ihm (unsere) Realität zu zeigen.*

---

*   Koch-Straube, Ursula: Fremde Welt Pflegeheim – eine ethnologische Studie, Bern 1997

Verwirrte erklären sich uns selbst. Sie erklären uns ihre Lebenssituation.

Beispiel: *Frau S. erzählt einem fremden Mann in der Straßenbahn unaufgefordert und mit viel Verve von ihrem wunderbaren Ehemann, zu dem sie jetzt fahre. Doch dieser ist, wie die Begleiterin weiß, schon seit etwa 30 Jahren tot. Sie sieht sich als Geliebte und Liebende – eine Seinsweise, die sie in den vergangenen Jahren schmerzlich vermisste. Sie zeigt dies auch dem fremden Mann. Die Begleiterin ist geneigt, sich für die alte Dame zu schämen und versucht, sie zum Schweigen zu bringen.*

Alte Menschen drücken in ihren wirren Sätzen und ihren unvernünftigen Handlungen unbewältigte Erfahrungen aus. Sie zeigen uns z. B. wie verletzt und verletzlich sie sind. Wir alle kennen alte Menschen, die wiederkehrend den Verlust von wichtigen Gegenständen beklagen (die Handtasche, die Halskette, das Geld...), verbunden mit dem vehementen Verdacht, bestohlen worden zu sein. Wir kennen alte Menschen, die Angst haben, bestraft zu werden oder zu verhungern. Es sind Versuche, die viel größeren Traumata aus der Vergangenheit in ein handhabbareres Maß zu verwandeln und den dazugehörigen Gefühlen wenigstens jetzt freien Lauf lassen zu können: zu schimpfen, zu weinen, um sich zu schlagen.

Beispiel: *Frau M. schmerzen oft die Beine, so dass sie zeitweise gar nicht mehr laufen möchte. In solchen Situationen schimpft sie ohne erkennbaren Grund besonders viel und lautstark und hat dabei vor allem die Pflegekräfte im Visier. Aus den Bruchstücken ihrer Erinnerung wird im Laufe der Zeit deutlich, dass sie in ihrer Kindheit sehr viel geschlagen wurde. Besonders von ihrem Vater immer dann, wenn sie seinen Anweisungen nicht Folge leistete. Die schwierige Situation als Pflegebedürftige,* *die Schmerzen im Bein – eine Verbindung zur Kindheit also? Nehmen wir eine solche Sichtweise ein, dann ist das Schimpfen in der Gegenwart ein verspäteter Ausdruck der Wut, die sie als Kind empfand und nicht äußern durfte.*

Träume und Phantasien sind Botschaften aus der Tiefe. Andreas Huber fasst in der Zeitschrift PSYCHOLOGIE HEUTE die Ergebnisse der Traumforschung der letzten Jahre zusammen und schreibt: *Träume stabilisieren unsere Identität, regulieren unsere Stimmung und helfen uns, Probleme zu lösen, Stress zu verarbeiten und Sinn zu finden. Kurz: Sie sind eine 'multifunktionale' Lebenshilfe.* *

Ich behaupte und stütze mich dabei ebenfalls auf meine Beobachtungen im Pflegeheim, dass das Abdriften älterer Menschen in Verwirrtheit ebenfalls ein Lebenshilfeversuch ist. Das Verkennen der Realität, z.B. der schweren Krankheit oder des Aufenthalts im ungeliebten Pflegeheim hilft, diese Kränkungen zu bewältigen. Die alten Menschen wechseln in einen anderen Seinszustand, an einen anderen Ort – und sind erleichtert. (Ein ähnliches Verhalten zeigen übrigens auch Kinder. Wenn sie z.B. eine Sauwut auf den Vater haben, phantasieren sie einen anderen herbei. Nur wir Erwachsenen tun uns damit offensichtlich schwerer.)

Oft bleiben diese Versuche der Bewältigung unvollkommen. Denn nicht selten verhallen die Appelle an die Umwelt und die Botschaften an die Angehörigen, die in den wirr erscheinenden Aussagen und Verhaltensweisen verborgen sind. Es gelingt uns nur schwer, uns

---

*   Heft 10, 1998, S. 2

in der Welt der Verwirrten zurechtzufinden und dort mit ihnen zusammen spazieren zu gehen.

Anker in der Vergangenheit

Erinnerungsarbeit ist eine gute Möglichkeit, die gemeinsamen Spaziergänge zu vermehren bzw. vielgestaltiger werden zu lassen. Erinnerungsarbeit knüpft – ganz im Sinne des Prinzips der Kompetenzförderung – dort an, wo die alten Menschen ihre besonderen Fähigkeiten zeigen.

Die Anker, die in die Vergangenheit geworfen werden, bieten jedoch auch eine Orientierung für die Gegenwart und Zukunft. Wir haben zwar oft den Eindruck, dass Verwirrte sich in der Vergangenheit verfangen. Ich denke jedoch, dass dieses Erinnern gleichzeitig ein Angebot zum Kontakt im Hier und Jetzt ist, und ganz entscheidend auch Aussagen über Wünsche an die Gegenwart und Zukunft enthält. Es sind eben keine zufällig und beliebig aneinandergereihten Anekdoten, die uns tagtäglich angeboten werden. Gerade in der häufigen Wiederholung mancher Erinnerungen liegt ein Appell. Er kann heißen: »Hilf mir über den ‘Sprung in meiner Schallplatte’ hinwegzukommen, indem du mich fragst, indem Du mich unterstützt, die verloren gegangenen Mosaiksteine in meiner Lebensgeschichte wiederzufinden und sie zu fühlen.«

Ein Beispiel: *Herr D. im Pflegeheim erzählt mir von seiner früheren Familie, von damals, als die Welt noch heil war. Deutlich spüre ich, wie einsam er sich mitten unter den Bewohnern fühlt. Unvermittelt sagt er*

zu mir, auf ein Bild deutend: »Diese Straße muss ich noch lang, bis ans
Ende dort. Kommen Sie mit?«

Meinem Verständnis nach verbindet er vergangene Erfahrung und
Geborgenheit mit dem Erleben der kargen Gegenwart und dem
Wunsch, auf dem Wege zum Tode begleitet zu werden.

Vom Verlieren und Gewinnen

Das Ziel von Erinnerungsarbeit ist sicherlich nicht die Verbesserung
der kognitiven Leistungsfähigkeit beim alten Menschen. Vielmehr
geht es darum, für psychische Entlastung zu sorgen. Dies kann durchaus zu einer Verbesserung der alltäglichen Handlungskompetenz, zu
vermehrten Kontakten und zur Steigerung der Lebensfreude führen.
Das Ziel von Erinnerungsarbeit ist darüber hinaus für die Angehörigen Entlastung zu schaffen. Eine erste Entlastung kann darin liegen –
und davon war im Vorangegangenen viel die Rede – grundsätzlich
einen Sinn hinter den unsinnig erscheinenden Gesprächen zu akzeptieren, auch wenn es nicht möglich ist, diesen Sinn zu entschlüsseln.
Vor mir steht dann nicht ein völlig anderer, seiner Persönlichkeit ent-
kleideter Mensch, sondern ein Mensch, der vielleicht bisher ver-
drängten oder verborgenen Anteilen seiner Individualität zum Ausdruck verhilft: Die sanfte Mutter zeigt in der Aggressivität ihre Durch-
setzungskraft oder der frühere Manager seine zärtlichen und eroti-
schen Bedürfnisse.

Vor mir steht ein Mensch, der zwar den roten Faden seiner
Lebensgeschichte verloren hat, aber nach Kräften darum kämpft, seine
Identität zu wahren und seine Verletzungen zu heilen.

Trotzdem: Zu beobachten, wie Angehörige in den Zustand der Demenz abgleiten, ist ein schwerer Verlust. Mit Menschen, die vom gewohnten Ort abgerückt sind, zu leben, ist nicht leicht. Es ist ermüdend und frustrierend, immer wieder die gleichen Geschichten zu hören, die Zornesausbrüche zu ertragen, den Mann unter dem Bett zu verscheuchen...

Das Postulat, dass Sinn hinter dem Unsinn steckt und der Versuch, über gemeinsames Erinnern ein wenig hinter das Geheimnis des Sinnes zu kommen, macht es in gewisser Weise nicht leichter. Es führt dazu, dass wir als Angehörige uns mit der gemeinsam verbrachten Lebensgeschichte auseinandersetzen. Ein Sohn, der immer, wenn er seinen Vater besucht, unruhig und leicht aggressiv wird, sieht sich mit der Dynamik der Beziehung zwischen sich und seinem Vater konfrontiert. Erinnerungen werden geweckt, zweifelnde Fragen an die eigene Lebensgeschichte und die Gestaltung der Zukunft drängen sich auf. Oder: Eine Tochter wird von der Mutter nicht mehr erkannt. Und sie fragt sich: War das nicht schon immer so? War das eine meiner Verletzungen in der Kindheit, dass ich als Sandwich-Kind oft von ihr übersehen wurde, irgendwie in der Familie mitlief?

Wieviel leichter wäre es doch, könnten wir annehmen, dass eine Hirnschaltung defekt ist und das ganze Theater nichts zu bedeuten hat. Doch bin ich im Gegensatz dazu überzeugt: Es wäre noch viel schrecklicher, wenn wir in unserem Vater oder in unserer Mutter, unserem Ehepartner oder unserer Ehepartnerin nur noch eine Menschenhülse sähen, so wie die zurückgelassene Verpuppung eines inzwischen davongeflogenen Schmetterlings, und es unsere Aufgabe wäre, diese Hülse zu versorgen. Ich denke, wir würden uns selbst leer und einsam fühlen und der Chance beraubt, uns mit unserer eigenen Bio-

graphie, unseren Lebensentwürfen und unseren Wünschen auseinanderzusetzen. Es wäre ein Verlust ohne Abschied.

Ein persönliches Beispiel sei mir erlaubt: Meine Mutter gab mir
vor wenigen Wochen eine überraschende Antwort auf eine für mich
sehr drängende Frage in bezug auf meine Kindheit. Diese Antwort
hätte sie mir bei klarem Verstand niemals zu geben gewagt. Nach dem
Überwinden der für uns beide schmerzhaften Barriere löste sich eine
Lähmung zwischen uns und die Gespräche wurden wieder lebendiger.

Gemeinsames Erinnern führt zu wesentlichen Einsichten und
erweitert die Kommunikation zwischen den Pflegenden und den
Gepflegten. Es kann Vergnügen bereiten, sich dort zu begegnen, wo
der Spaziergang in einem gemeinsamen Realitätsraum relativ leicht
möglich ist. Es reichert die Kenntnisse über die eigene Biographie an,
kann überraschende Lücken der eigenen Erinnerung füllen.

Diejenigen, die am Projekt *Erinnern und pflegen* beteiligt waren,
werden dies erfahren haben. Es verändert sich die Atmosphäre zwischen Pflegenden und Gepflegten. Denn im gemeinsamen Erinnern
kommt eine Wertschätzung der Persönlichkeit des Erkrankten zum
Ausdruck. Selbstbild und Selbstwertgefühl werden gestärkt. Der
stumme Vorwurf oder die leise Klage: »Du bist jetzt nicht mehr so,
wie ich dich haben möchte, oder wie ich dich kannte,« wird schwä-
cher.

Hinter dem dementiell veränderten alten Menschen taucht der
Mensch auf, der sein Leben aktiv gestaltete, der arbeitete und liebte
und der trotz aller Vernebelungen immer noch ist. Eine diffus emp-
fundene Anspannung auf beiden Seiten kann gelockert werden, wenn
im gemeinsamen Erinnern Erfahrungen von der Mühsal und den

Kränkungen des Lebens auftauchen und ihnen – sowie auch allen möglichen Zukunftsängsten – Raum gegeben wird.

In manchen Fällen kann das gemeinsame Erinnern zu einer Klärung der gegenwärtigen Beziehung zwischen Gepflegten und Pflegenden in einer Weise beitragen, dass es zu einer Veränderung oder sogar zu einer Auflösung des Pflegeverhältnisses – zum Nutzen beider – kommt.

Eine andere Kultur?

Ein letztes Wort zum Projekt *Erinnern und pflegen* selbst: Erinnerungsarbeit ist eine gute Möglichkeit, den Zugang zu der Welt der Verwirrten zu finden, die Beziehung zu ihnen zu gestalten und die Betreuung zu erleichtern. Dieser Weg bedarf – wie andere Wege auch, und dies ist Anliegen des Projektes – einer guten begleitenden Unterstützung der Angehörigen. Denn wir pflegen und leben in einer Gesellschaft, die dem Kontakt zu dementiell erkrankten Menschen keinen Wert beimisst und – schlimmer noch, eine Euthanasie gänzlich Verwirrter zur Diskussion stellt und möglicherweise für akzeptabel hält. Dabei wird vergessen, dass wir alle Krokodile unter unserem Bett verborgen halten.

Die Achtlosigkeit gegen Demenz reiht sich ein in die viel, fast gebetsmühlenartig beklagte Verdrängung von Schwäche, Behinderung, schwerer Krankheit, Sterben und Tod. Eine Würdigung des Lebens in Verwirrtheit und seine Begleitung stellt für mich einen Beitrag zur Entwicklung einer Kultur dar, in der Werden und Vergehen ihren selbstverständlichen Platz erhalten. Aus diesem Grund müssen die Bemühungen des Projektes und seine Erfahrungen in die professionelle Pflege und in Konzepte der institutionellen Versorgung Eingang finden.

In meinem Leben gab es nicht viel, was das Vergessen nicht verdient hätte, und so ist es in der von mir für bewahrenswert befundenen Fassung ein ziemlich kurzes Leben geworden. Ich weiß nicht, wie man heute darüber denkt, aber vor vierzig oder fünfzig Jahren, als ich noch mit den anderen Menschen lebte, galt das Vergessen als sündhaft, was ich schon damals nicht verstanden habe und was ich inzwischen für lebensbedrohlichen Unfug halte. Ebenso wie das Vergessen könnte man den Menschen verbieten, bei übergroßem körperlichem Schmerz in Ohnmacht zu fallen, obwohl nur die Ohnmacht einen tödlichen Schock oder ein lebenslanges Trauma verhindern kann. Das Vergessen ist die Ohnmacht der Seele.*

---

*   Maron, Monika: Animal Triste, Frankfurt 1996

Praxis
der Erinnerungspflege

Wir können Gefühle oder Erinnerungen auf ganz unterschiedliche Weise hervorlocken. Zu den grundlegenden Methoden der Erinnerungspflege zählt der Einsatz von sogenannten »Triggern«. Damit sind Gegenstände, Melodien, Bewegungsabläufe, Geschmacksstoffe, Fotos, Materialien mit bestimmter Oberfläche und vieles andere gemeint, die helfen, Erinnerungen wachzurufen. Den Wert der Trigger haben wir ganz besonders in der Arbeit mit Menschen schätzen gelernt, die unter Gedächtnisstörungen leiden und Schwierigkeiten haben, sich über Worte zu äußern bzw. auf verbale Anreize zu reagieren. Bei Auswahl und Einsatz der Trigger sind der Fantasie keine Grenzen gesetzt und zur Vorbereitung der Erinnerungstreffen – ob in der Gruppe oder mit Einzelnen – gehört es, solche individuell auf die Teilnehmer abgestimmten Reize zu finden. Diese Suche ist im allgemeinen für sich schon eine vergnügliche und spannende Angelegenheit. Sie bietet Gelegenheit, eigene Erinnerungen wachzurufen und sich intuitiv bereits auf den Teilnehmerkreis einzustimmen. Gerade wenn es möglich ist, die Vorbereitung im Team durchzuführen, wird diese meist bereits zu einer höchst motivierenden Angelegenheit.

Der demenzkranke Mensch reagiert auf eine Gesamtheit von Reizen, da ihm die Fähigkeit abhanden kommt, selektiv das ihn Betreffende oder Interessierende wahrzunehmen. Trigger sollten daher sehr bewusst ausgewählt und eingesetzt werden, um unterschiedliche Wahrnehmungsbahnen zu nutzen.

Ein Beispiel: Sprichwörter werden gemeinsam im Rhythmus gesprochen und dabei wird geklatscht. Hier beeinflussen der Rhythmus und die Bewegung die Sprache, denn Sprache und Rhythmus sind voneinander abhängig. Selbst Schwerstkranke versuchen auf diesem Wege, die richtigen Worte anzuwenden. *

Manche Gedächtnisinhalte können mehr beeinträchtigt sein als andere. Die Erinnerungspflege versucht also, die Teile des Gedächtnisses anzusprechen, die besser erhalten sind – dies wiederum wird von Person zu Person sehr verschieden sein. Manch einer entsinnt sich zu Beginn der Erkrankung noch vieler Ereignisse und Personen aus frühester Jugend, hat aber Schwierigkeiten, bestimmte Handlungen auszuführen. Ein anderer erinnert sich eher an Bewegungen und Tätigkeiten, ist aber nicht mehr in der Lage, sie in Worte zu fassen. Bei wieder einem anderen sind es Gerüche oder Geräusche, die sehr intensive Gefühle hervorrufen, ohne dass er darüber sprechen könnte.

Ein Teilnehmer betrachtete geraume Zeit einen Atlas, den wir mitgebracht hatten. Schließlich erzählte er, dass er genau solchen Atlas in seiner Schulzeit benutzt habe. Er war geradezu begeistert über diese Entdeckung. Auch wir freuten uns sehr, von ihm so eine lange Rede zu hören, hatte uns seine Frau doch wiederholt darauf hingewiesen, dass er selten Initiative zeigte. Er hatte gewöhnlich beträchtliche Schwierigkeiten, sich auszudrücken und einen Satz zu Ende zu bringen. (HELSINKI)

Bei der Auswahl der Erinnerungsschlüssel sind die Fähigkeiten der Teilnehmer zu bedenken. Wer schlecht sieht oder hört, braucht auf ihn abgestimmte Anregungen. Je breiter die Palette an Materialien ist, die

---

*   Schaade, Gudrun: Ergotherapie bei Demenzerkrankungen. Ein Förderprogramm. Berlin 1998, S. 44

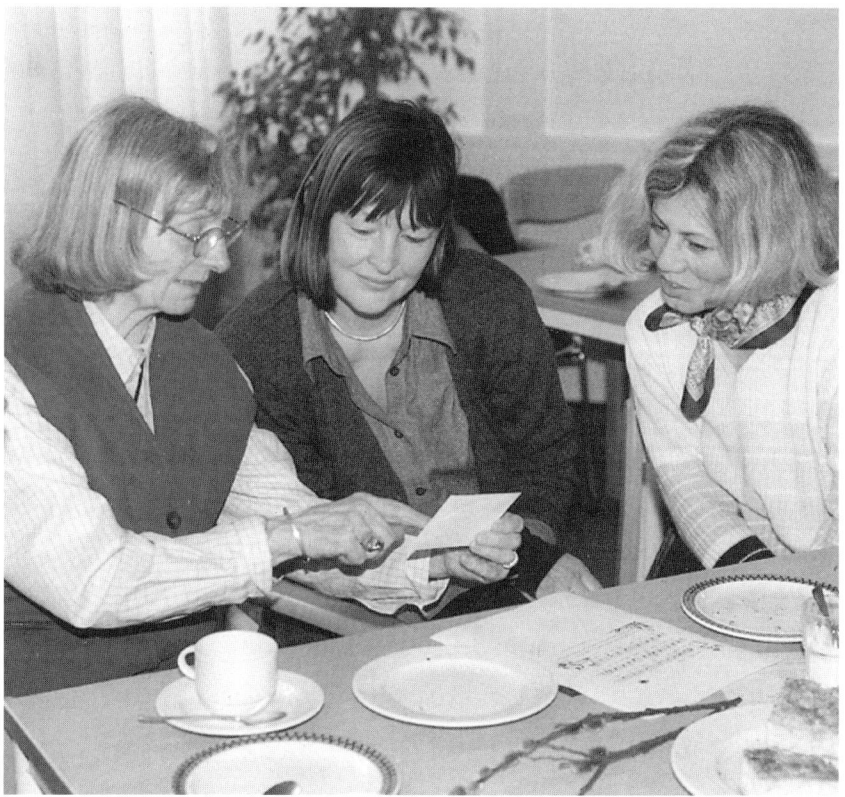

Ein Foto holt lang vergessene Erinnerungen wieder ins Gedächtnis zurück.

zum Riechen, Fühlen, Schmecken einladen, desto besser gelingt der Zugang. Allerdings sollte man auch nicht zu pessimistisch in der Einschätzung sein – gerade Angehörige oder Pflegekräfte, die den Kranken täglich in seiner Hilfsbedürftigkeit erleben, trauen ihm oft weit weniger zu, als er in lockerer Atmosphäre und mit einem anregenden Gegenüber zu verstehen und zu kommunizieren in der Lage ist.

Will man das Erinnerungsvermögen durch »Trigger« anregen, sollte man kulturelle und regionale Besonderheiten berücksichtigen. Manchmal ändern sich Begriffe und Objekte von einem Ort zum anderen. Kinderlieder und Abzählreime etwa weichen regional stark voneinander ab. Meist funktionieren die Objekte am besten, die man individuell für eine Person auswählt, ein Foto, ein emotional stark besetztes Kleidungsstück oder eine viel zitierte Anekdote. Eine unschatzbare Hilfe bei der Suche nach Schlüsseln zur Erinnerung sind neben den Angehörigen ehemalige Arbeitskollegen, Freunde und Nachbarn.

Bluma hatte allein in ihrer Wohnung gelebt und war zunehmend vergesslich und hilfsbedürftig geworden. Nachdem es in ihrer Wohnung gebrannt hatte und sie sich bei einem Sturz das Bein gebrochen hatte, wurde sie in einem Heim untergebracht. Sie machte keinerlei Anstalten, sich mit anderen zu unterhalten, sondern saß nur steif in ihrem Sessel, sprach nicht und lächelte nicht. Sie blickte wie eine »ägyptische Mumie« starr vor sich hin. Ihr Sohn und ihre Tochter waren verzweifelt. Der Sohn, der aus Israel gekommen war, sie zu besuchen, bat mich inständig, irgend etwas zu unternehmen, um ihr zu helfen. Ich lud Tochter und Mutter in die Erinnerungsgruppe ein. Beim ersten Treffen brachte die Tochter einen Samowar mit, der ihrer Großmutter gehört hatte. Die Mutter erkannte ihn sofort, war glücklich, ihn zu sehen und entspannte sich zusehends. Nach vier Treffen begann sie zu sprechen. Jetzt treffe ich sie manchmal in unserer Cafeteria und sehe sie im Gespräch mit anderen Bewohnern. (PARIS)

Schlüssel zur Erinnerung

Gegenstände

Manche Objekte bringen Erinnerungen für Menschen einer bestimmten Altersgruppe zurück, etwa eine alte Zinkbadewanne oder ein Waschbrett. Menschen, die zu Beginn des 20. Jahrhunderts geboren wurden, können hieran mit Sicherheit vielerlei Erinnerungen knüpfen. Wer später zu Welt gekommen ist, wird andere Gegenstände brauchen, die mit seinen ersten Lebensjahren verbunden sind. Selbst wenn ein solcher Schlüssel »altersangemessen« ist, kann man damit völlig daneben liegen.

Als wir über die Jugend sprachen und wie sich jeder zum Ausgehen fein machte, versuchten wir Herrn R. durch einen »Kulturbeutel« mit Rasierpinsel, Rasiercreme und einem Rasierapparat mit scharfer Klinge zum Erzählen anzuregen. Er war voller Verachtung: »Sowas habe ich nie benutzt, ich hatte immer schon so eine..... Maschine. Naja, vielleicht hat sich mein alter Herr so rasiert, aber das weiß ich nicht«. (KASSEL)

Für jede Person gilt es zu suchen und experimentieren – oft mit den überraschendsten Ergebnissen. Denn längst nicht alles, was Dritte für unangemessen halten, muss dem Kranken fremd und ohne Inhalte sein.

Wichtig ist, die Geschlechtsgebundenheit von Erinnerungsgegenständen zu berücksichtigen. Besonders deutlich wird dies etwa beim Thema Kinderspielzeug, aber auch wenn über Kleidung, Körperpflege und Berufstätigkeit gesprochen wird. Es ist also hilfreich, wenn im Vorbereitungsteam Männer und Frauen vertreten sind, damit den jeweiligen Erinnerungs«kulturen« von Teilnehmerinnen wie Teilnehmern entsprochen werden kann.

Marie kam nur mir großem Widerwillen zu den ersten Treffen, da sie nicht wusste, was dort von ihr erwartet wurde. Ich versicherte ihr, dass sie einfach kommen und zuschauen solle – keiner würde sie irgend etwas fragen. Sie brauche nur etwas zu sagen, wenn ihr danach sei. Als sie kam, bot ich ihr den Platz neben mir an. Einige Gegenstände wurden herumgereicht. Marie nahm einen Kerzenhalter in die Hand, der aus Olivenholz gemacht war. Er war sehr alt und stammt aus Jerusalem. Ich frage sie, ob sie etwas dazu bemerken wolle. Mit leiser Stimme erzählte sie. Sie erinnerte sich, dass ihre Eltern genau so einen Kerzenhalter besessen hatten. Das ist die magische Wirkung von Erinnerungsgegenständen! (PARIS)

Ein Erinnerungsgegenstand kann durch sein Aussehen wirken, dadurch, wie er sich anfühlt oder riecht. Auf jedes Gruppenmitglied mag er völlig anders wirken.

Unsere Teilnehmer wussten mit einer Blechdose voller Knöpfe auf sehr verschiedene Weise etwas anzufangen. Edith, die früher ihre Kleidung selbst genäht hatte, erzählte den anderen von einigen ihrer Lieblingsstücke. Mary war hingerissen von der Farbe und der Form der Knöpfe und vor allem von den Geräuschen, die sie in der Dose machten. George erinnerte sich – aus welchen Gründen immer – an die Schatzsuchen, die er als kleines Kind so genossen hatte. Nellie und eine freiwillige Helferin benutzten die Knöpfe als Wertmarken in einem Spiel. (BRADFORD)

Am besten legt man im Laufe der Zeit eine Sammlung unterschiedlicher Erinnerungsgegenstände an. Es handelt sich meist nicht um wertvolle Objekte, oft bekommt man sie geschenkt oder findet sie auf dem Flohmarkt. Manchmal verleihen Regionalmuseen oder Büchereien entsprechendes Material.

Zum Thema Schule holten wir uns aus dem Stadtmuseum mehrere alte Ranzen, Schiefertafeln, Griffelkästen und ein wunderschönes altes Lesebuch. Wir mussten eine Erklärung unterschreiben, dass wir die Gegenstände unbeschadet zurückbringen würden. Nachdem wir über unser Projekt informiert hatten, sah der Mitarbeiter des Museums die vielen in seinen Archiven lagernden Objekte plötzlich mit ganz anderen Augen. (KASSEL)

Fotografien

Fotografien können sehr persönlich sein, wenn man selbst, Verwandte oder Freunde darauf zu sehen sind. Neben den Personen zeigen sie den Ort, an dem man aufgewachsen ist, an dem man Urlaub gemacht oder gearbeitet hat. Sie erinnern an Familienfeiern und festliche Anlässe. Sie können aber auch »offiziell« sein, wenn sie ein großes Ereignis wie einen Karnevalsumzug oder eine vom Krieg zerstörte Stadt dokumentieren. Ergänzend lassen sich Zeitungsausschnitte oder persönliche Aufzeichnungen benutzen. Fotografien überdauern meist am besten die vielen Umzüge und Veränderungen, die ein Mensch in seinem Leben hinter sich gebracht hat. Sie können helfen, die Schlüsselereignisse einer Lebensgeschichte zusammenzustellen. Angehörige reagieren meist sehr positiv, wenn man sie um Fotos bittet. Sie fühlen sich einbezogen in einen Prozess, in dem sie schon glaubten, keine Rolle mehr zu spielen.

Bücher

Stadtbüchereien sind eine unerschöpfliche Quelle an Materialien: Es gibt Bildbände mit Aufnahmen, die zeigen, wie die Stadt oder einzelne Stadtteile früher aussahen. Es gibt Bücher, die Auskunft über Sportereignisse, Kinderspiele oder Wohnverhältnisse geben. Wertvolles Material bieten auch Bücher über alte Filme und Stars, über frühere Mode und altes Handwerk.

Gerüche

Die Erinnerung an Gerüche bleibt meist länger erhalten als andere Gedächtnisinhalte. Frisches Heu, stark riechende Hausmittel wie Eukalyptus und Pfefferminze oder Mottenkugeln rufen intensives Erleben hervor. Der Duft eines bestimmten Parfüms oder einer Blume – wie etwa Lavendel – braucht gar nicht eigens benannt zu werden, es genügt, wenn er gleichsam den sinnlichen Hintergrund in einer Erinnerungsrunde abgibt. Man kann inzwischen Gerüche in Riechfläschchen im Handel besorgen, doch ihr isolierter Einsatz ist weniger erfolgreich, als die konkrete Erfahrung des damit verbundenen Gegenstandes: Ein Lavendelzweig, den man zwischen den Fingern reibt, eine Dose Möbelpolitur, aus der man etwas auf ein Läppchen füllt oder die Flasche 4711, die man im Abendtäschchen entdeckt, rufen die Erinnerung verlässlicher hervor.

Gewebe und Oberflächen

Die Struktur von Materialien kann besonders Menschen ansprechen, denen das Sprechen schwer fällt oder die schlecht sehen. Sie genießen es, über einen Pelzkragen zu streichen, ein Satinkleid oder ein Stück Samt zu befühlen. Silberschmuck, Sand, Jutestoff oder Holzstücke werden ebenfalls gerne angefasst und herumgereicht. Während das Material befühlt wird, stellt sich mitunter auch das Wort ein und eine Reihe von Assoziationen dazu.

Geschmack

Der Geschmack von Speisen und Getränken, die man lange nicht mehr zu sich genommen hat, kann intensive Erinnerungen hervorbringen. Bestimmte Süßigkeiten, die früher üblich waren – etwa Lakritze, Pfefferminzkissen oder Liebesperlen – bringen Kindheitserinnerungen ebenso hervor wie Rezepte zur Herstellung oder Aufbewahrung (Marmelade, saure Gurken).

Bei dementiell Erkrankten verändert sich das Geschmacksempfinden. Vieles wird als zu salzig empfunden. Lange bleibt die Freude an

Süßem erhalten! Für die meisten wird das Trinken zu einem Problem. Es gibt kein Durstgefühl mehr. Übungen, bei denen genascht und in Gesellschaft etwas verzehrt wird, eignen sich gut, auch zum wiederholten Trinken anzuregen.

Geräusche

Töne und Geräusche versetzen uns an einen Ort oder in eine Phase des früheren Lebens zurück. Stadtbüchereien verfügen mitunter über Kassetten mit entsprechenden Geräuschen – Vogelgezwitscher, Meeresrauschen, Pferdegetrappel, Glockengeläute oder das Schnaufen von Lokomotiven.

Musik

Die Macht der Musik auf gesunde wie kranke Menschen ist vielfach erlebt und beschrieben. Je mehr Informationen über die Teilnehmer vorliegen, desto besser können Stücke ausgewählt werden und desto wahrscheinlicher werden die Melodien in der Erinnerung einen Widerhall hervorrufen.

Jim war ein sehr zurückhaltender Mann aus Glasgow, dem es nicht leicht fiel, der Gruppe seine Erinnerungen mitzuteilen. Einmal erwähnte er, dass ihm Big Band Musik gefiele. Der Gruppenleiterin gelang es, sich aus der Bücherei einige CDs mit populärer Big Band Musik zu besorgen, darunter auch einige mit bekannten schottischen Dirigenten. Sie brachten beim nächsten Treffen viele wunderbare Erinnerungen für Jim und auch die übrigen Teilnehmer zurück. Als Jim so feststellen konnte, dass man an ihm und seinen Vorlieben Anteil nahm und andere sie teilten, fühlte er sich in der Gruppe aufgenommen. (BRADFORD)

Musik ruft Begebenheiten und Menschen ins Gedächtnis zurück. Damit verbunden sind häufig auch starke Gefühle. Diese Gefühle mögen nicht immer nur glücklicher Natur sein, doch wenn man in der Gruppe Unterstützung und Wärme findet, kann es entlastend sein, auch Trauer und Wehmut Ausdruck zu verleihen.

Eine Teilnehmerin sang in der Gruppe ein Lied, das eine andere zu Tränen rührte. Die Sängerin brach ab und entschuldigte sich, doch die weinende Frau bat sie, fortzufahren. Sie fühlte sich auf sehr positive Weise angesprochen und fürchtete sich nicht, ihren Emotionen Lauf zu lassen. (LONDON)

Musik kann eingesetzt werden, um die Stimmung in einem Gruppentreffen aufzuhellen oder um die Teilnehmer zu Bewegung und Tanz zu motivieren. Ein Lied wirkt gemeinschaftsstiftend und bringt die Menschen einander näher. Selbst wer kaum noch Worte zu einem Satz zusammenfügen kann, erinnert sich oft an den Text eines Liedes, das er lange zuvor gelernt hat – das funktioniert um so besser, je mehr Unterstützung er von den anderen erfährt. Es ist gut, wenn man Kopien des Textes in großer Schrift bereithält. Lieder können ein Signal für den Beginn und das Ende der Veranstaltung sein und erleichtern den Teilnehmern die Orientierung. Vor allem: Singen verbessert auf natürliche Weise Atmung und Haltung und steigert die Aufmerksamkeit. Die Lieder sollten nicht zu hoch angestimmt werden, denn mit dem Alter werden die Stimmen tiefer.

Bewegung

Oft stellen sich Erinnerungen ein, wenn man altvertraute Verrichtungen durchführt. Wer auf einer mechanischen Schreibmaschine tippt,

Wäsche auf einem Waschbrett mit Kernseife schrubbt oder sich zu einem Musikstück wiegt, findet häufig auch Zugang zu längst verschütteten Erinnerungen. Der Körper erkennt vertraute Bewegungen schneller und verlässlicher, als sie in Worte gefasst werden können. Manchmal muss man den Erkrankten einen ersten Impuls geben, damit er wieder in die Bewegungsabläufe findet, manchmal ahmt er einfach sein Gegenüber nach und findet sich instinktiv hinein.

Phantasievolles Erinnern

Die im letzten Abschnitt vorgestellten Erinnerungsschlüssel können auf phantasievolle Weise kombiniert und fortentwickelt werden. Sie werden Ausgangspunkt vielfältiger kreativer Aktivitäten. Lässt man eine bestimmte Erinnerung zum Beispiel in einer Zeichnung oder in einem Rollenspiel Gestalt annehmen, wird die Begebenheit der Vergangenheit in die Gegenwart hineingetragen und gewinnt an Leben und Klarheit. Es kann sein, dass die Person, um deren Geschichte es sich handelt, dadurch auf neue Einzelheiten gestoßen wird und sie sich und anderen besser mitteilen kann. Selbst wenn dies nicht gelingt, eröffnen die Übungen doch anregende Kommunikation und sind Ausdruck der Wertschätzung für die Lebensgeschichte des Gegenübers.

Es ist stets ein soziales Ereignis, wenn eine Erinnerung in ein Rollenspiel umgesetzt, aufgeschrieben oder gezeichnet wird. Die Kranken stehen im Zentrum einer produktiven Beschäftigung und können sich des ungeteilten Interesses ihrer Partner gewiss sein. Dieser intensive Austausch kann wiederum eine neue Erinnerung konstituieren und die alte verstärken. Entsteht aus der Übung ein greifbares Produkt, das die Kranken mit nach Hause nehmen können, wird es Anregung und

Bestätigung im eigenen Umfeld liefern. Die Mitarbeiter bedürfen keiner besonderen Kenntnisse im Theaterspielen oder im Malen. Es geht um das gemeinsame Tun, das die Erinnerung würdigt, nicht um die künstlerische Qualität des Produktes.

Vor allem: Machen Sie sich nicht zu viel Gedanken um etwaiges Scheitern. Manchmal klappt eine Übung tatsächlich nicht – wie gut sie auch geplant wurde. Dann geht man einfach zum nächsten Punkt über. Wenn die Haltung und die Umgebung stimmen, kann solch ein Fehlschlag mühelos verkraftet werden. Halten Sie um so sorgfältiger Ausschau nach Zeichen des Erfolges: Manchmal ist ein Lächeln bereits ein Riesenerfolg und sollte durchaus als solcher anerkannt werden.

Theaterspielen

Eine unterhaltsame Gruppenaktivität ist es, aus den Geschichten der Teilnehmer kurze Szenen zu entwickeln. Die Zuschauer können sich einschalten, indem sie ihre Ideen einbringen, Dialoge ergänzen oder Aktionen vorschlagen. Unterschiedliche Personen können dieselbe Rolle ausprobieren. Wenn man Standardrollen vorgibt, wie die der strengen Lehrerin, der schimpfenden Mutter, des brummigen Chefs, des aufsässigen Kindes oder des protestierenden Arbeiters, erhalten viele Personen eine Chance, sich einzuklinken. Die Beiträge können so kurz gehalten werden, dass keiner Angst haben muss, zu versagen, sollten ihm Ideen oder Text entfallen. Die Gruppenleiter müssen gegebenenfalls spontan eingreifen, um das Geschehen zu steuern und allen den Spaß und das Selbstvertrauen zu bewahren.

Ein Rollenspiel, mit dem man eine Erinnerung oder ein Erlebnis wieder erstehen lassen möchte, kann sehr kurz sein, vielleicht genügt schon ein einziges Wort von jedem Teilnehmer, um einen Ort oder ein Geschehen vor Augen zu führen. Ganz sicher braucht es kein durchkomponiertes Theaterstück zu sein. Vielleicht ist es eher eine angeleitete Phantasiereise in ein Erinnerungsland, das die Gruppenleitung durch die Schilderung eines Szenarios herbeizaubert. Die Teilnehmer können sich dort hineinbegeben und es mit ihren Beiträgen ausschmücken. Dabei muss man nicht einmal aufstehen. Jeder hilft mit, die Szene zu beleben.

Das Treffen beginnt mit dem Abspielen eines Tonbandes, auf dem man Meeresgeräusche hört. Alle lehnen sich zurück und hören zu. Die Leiterin beginnt dann zu beschreiben, wie es etwa an einem Badeort an der See aussieht und fragt, was die Teilnehmer wohl früher so zu einer Reise ans Meer mitgenommen haben. Allen ist klar, das dies nur ein Spiel ist.

Wie also würde man ans Meer gelangen? Mit welchem Fahrzeug?

Regnet es oder scheint die Sonne?

An welchen Ort geht die Reise?

Was werden wir unternehmen, wenn wir angekommen sind?

Was kann man dort hören, was sehen? Was gibt es zu essen?

Wann müssen wir uns wieder auf den Heimweg machen?

Welches Lied singen wir auf dem Rückweg?

Die Frage wird immer im Konjunktiv gestellt, also: »Was würden wir....? Was sollten wir...?«

Jeder, dem etwas einfällt, kann antworten. Jeder Vorschlag wird akzeptiert und so geht jeder auf seine ganz spezielle Reise mit seinen ganz individuellen Vorstellungen. Doch es ist gleichzeitig ein gemeinsames Unternehmen, bei dem der Tagesablauf, der schützende Rahmen also, von der Leitung vorgegeben ist, die Teilnehmer aber ihren Ideen wie im Brainstorming freien Lauf lassen können. (LONDON)

Man kann auch in kleinen Gruppen arbeiten. Die Teilnehmer tauschen ihre Erinnerungen zu einem bestimmten Thema aus und überlegen gemeinsam, welche Geschichte sich am besten szenisch darstellen lässt. Ein Stück kann auch aus ganz verschiedenen Geschichten gebastelt sein. Jede Gruppe entwickelt ein kleines Rollenspiel, in dem alle mitmachen und das den übrigen Gruppenmitgliedern vorgeführt wird. So eine Aufführung, wie kurz sie auch sein mag, wirkt auf die ganze Gruppe höchst belebend. Auch bei den Zuschauern tauchen oft lang verschüttete Erinnerungen an ähnliche Erlebnisse auf.

Nicht jedes Theaterstück braucht Worte. Eine Pantomime – vielleicht von einem Kommentar begleitet – kann ebenso wirkungsvoll sein. Meist setzt ein fröhliches Raten über den dargestellten Inhalt ein. Im Publikum mögen die Interpretationen weit auseinandergehen – und das Raten macht mindestens so viel Spaß wie das Spielen. So stellen zum Beispiel im Themenkomplex »Arbeitswelt« verschiedene Teilnehmer ihre erste Beschäftigung dar und schon spielen wir das allen vertraute »heitere Beruferaten«.

Requisiten und Kostüme helfen beim Schauspielern natürlich. Hat man einen Liegestuhl, ein Handtuch oder einen Eimer mit Schäufelchen, lässt sich schon eine Strandszene spielen. Mit verschiedene Hüten, Körben und Taschen wird ein Markttag oder eine Straßenszene dargestellt. Teilnehmer, die nicht beim Spiel mitmachen können, freuen sich, die Requisiten bereitzuhalten.

In einer Kleingruppe geht es um das Thema Kinderstreiche. Jim erzählt, wie er sich als Junge das Gebiss seines Großvaters »geliehen« hat und es mit zur Schule nahm. Während er damit vor seinen Klassenkameraden herumalberte, kam die Lehrerin hinzu. Sie informierte die Mutter und schickte den Übeltäter mit einer gehörigen Standpauke nach Hause. Jenny, eine erkrankte Teilnehmerin, übernimmt die Rolle

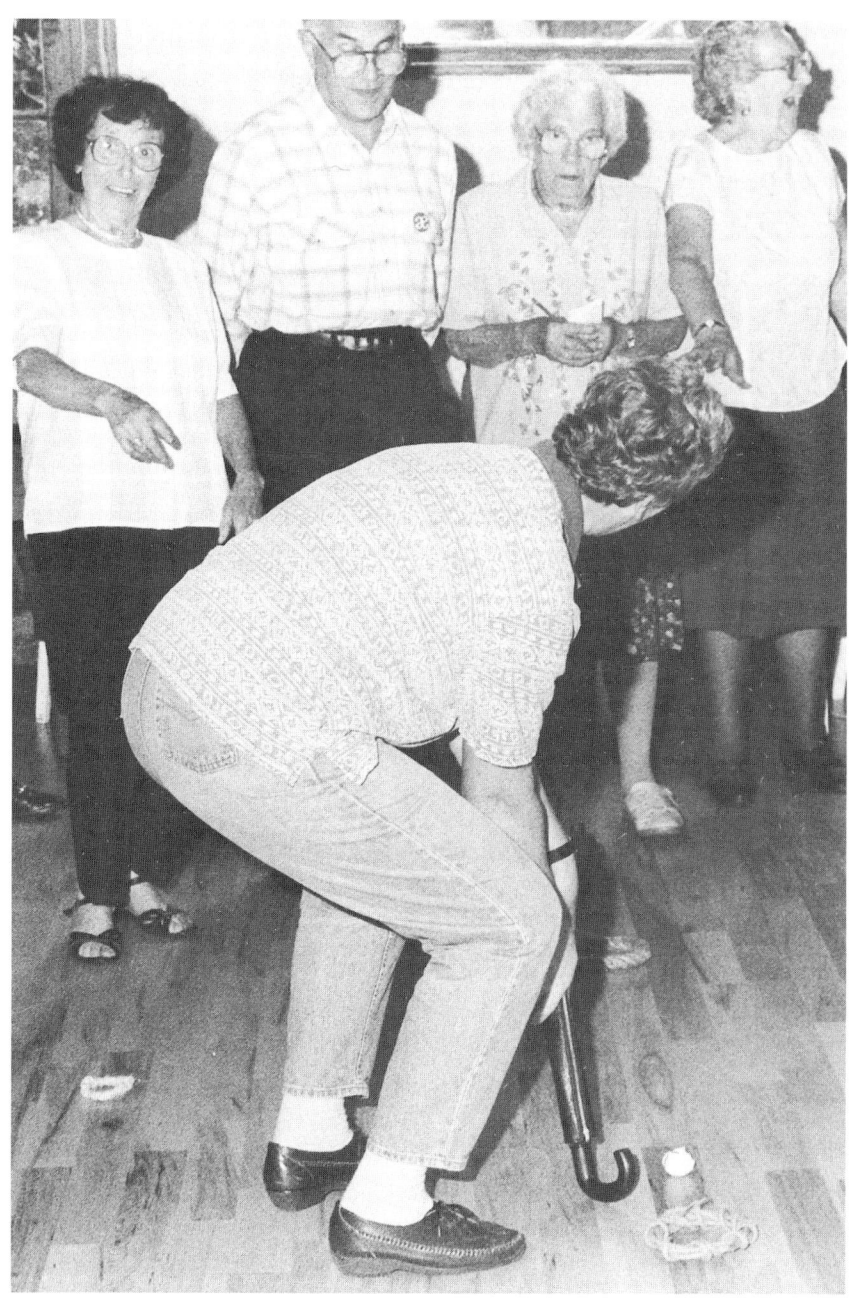

Ein altbekanntes Strandspiel wird in einer kurzen Szene erinnert.

der Lehrerin, Jim spielt sich selbst als Schuljungen, und eine der freiwilligen Helferinnen spielt die Mutter. Sie üben die Szene ein und führen sie dann vor der ganzen Gruppe auf. (BRADFORD)

Fotografien

Die Teilnehmer haben sicher alte Fotografien, die sie in die Gruppe bringen können. Diese sind an sich schon eine hervorragende Quelle der Erinnerung. Doch sind ältere Fotos meist in kleinem Format und für viele schwer zu erkennen. Mit einem Kopierer kann man preiswert Vergrößerungen herstellen. Gesichter, Kleidung und Gegenstände werden in Einzelheiten erkennbar und regen die Erinnerung an. Die Fotos lassen sich so besser gemeinsam betrachten und durch die Vergrößerung erfahren die privaten Geschichten besondere Würdigung.

Angehörige, freiwillige Helfer oder Mitarbeiter (etwa Ergotherapeuten in einem Heim) können in Paararbeit mit dem Erkrankten ein persönliches Album zusammenstellen. Nimmt man sich Zeit, gemeinsam die Fotos zu sortieren und in der gewünschten Reihenfolge einzukleben, erwächst daraus eine enge Beziehung. Die Kommentare und Erläuterungen des Kranken werden für die Bildunterschriften ausgewählt und gewährleisten den authentischen Ton. Mit solch einem Fotoalbum kann man sich immer wieder beschäftigen. Jedesmal tauchen zu einem Bild vielleicht neue Erinnerungen auf und können hinzugeschrieben werden. Statt eines gebundenen Albums empfiehlt sich deshalb, einzelne Blätter aus Fotokarton in ein Ringbuch einzusortieren, die jederzeit Ergänzungen zulassen.

Stellt man die Fotos aller Gruppenteilnehmer zu einer thematischen Ausstellung zusammen, fördert dies das Gefühl der Zusammengehörigkeit. Wird das Vorhaben rechtzeitig angekündigt, haben die Teilnehmer genügend Zeit, zu Hause nach passenden Bildern zu suchen oder Angehörige um Material zu bitten. Besser als kostbare Originalaufnahmen sind auch hier wieder möglichst große Kopien. Solch eine Ausstellung gewinnt noch, wenn man etwa Eintrittskarten, Postkarten, Reklamezettel und ähnliches hinzufügt.

Hängt man die Hochzeitsbilder der Teilnehmer wie in einer Galerie nebeneinander, entsteht ein beeindruckendes Zeugnis der zeit- und kulturgebundenen Moden und Zeremonien. Vielleicht gibt es noch die Speisekarte eines Hochzeitsmenüs, die Rechnung des Hotels, in dem die Hochzeitsreise verbracht wurde, die Hochzeitsanzeige oder andere Kuriosa.

Die Fotografien können Ausgangspunkt für eine Gruppen- oder Einzelcollage sein, wenn etwa die Fotos aus Kindheit, Jugend, Erwachsenenalter und höherem Alter nebeneinander geklebt werden. Man kann das Bild von wichtigen Personen oder Orten, vielleicht das eines geliebten Haustieres oder einer besonders geschätzten Pflanze einfügen. Ist der Untergrund stabil genug, lassen sich im Laufe der Zeit alle möglichen zusätzlichen Materialien einfügen: Stoffmuster, kleine Gegenstände, Zeitungsausschnitte und vieles mehr und die »Erinnerungswand« wird ein verlässlicher Begleiter, wenn die Krankheit voranschreitet.

Fotos dokumentieren auch die Ereignisse und Aktivitäten, die im Laufe der Gruppenarbeit stattgefunden haben. Damit können sich die Teilnehmer ihrer gemeinsamen Geschichte vergewissern. Immer wieder kann auf die Fotos Bezug genommen und den Teilnehmern beim Erinnern Hilfe und Sicherheit gegeben werden. In der belgischen Gruppe in unserem Projekt wurden jede Woche neue Gruppenfotos zu einer gemeinsamen Galerie hinzugefügt. Es erwies sich als ein sehr gutes Mittel, gemeinsam Erlebtes zu erinnern und das Gruppengefühl zu stärken. Es kann natürlich auch sein, dass sich manch ein Teilnehmer trotz der Fotos nicht an die gemeinsamen Aktivitäten erinnern kann und er Schwierigkeiten hat, sich selbst auf den Bildern zu identifizieren. Dann sollte man das Angebot beiseite legen, um den älteren Menschen nicht mit seinem Unvermögen zu konfrontieren.

Projiziert man vorhandene Fotos als Dias, laden sie die Gruppe zu Kommentaren ein. In einem abgedunkelter Raum entsteht eine eigene Atmosphäre – die Teilnehmer fühlen sich entspannt und äußern sich möglicherweise besonders spontan. Jeder sieht zum gleichen Zeitpunkt dasselbe Bild und die Einzelheiten sind klar und groß genug, dass alle etwas erkennen können.

Geräusche und Musik

Musik und Töne bergen viele Erinnerungen. Manchmal aber passen die Originaltöne, etwa von einer Kassette, gar nicht zu dem, was man in seinem Gedächtnis gespeichert hat. Dann machen die Teilnehmer einfach ihre eigene Geräuschkulisse: Das Rauschen des Meeres, das Schreien einer Möwe, das Knurren eines Hundes oder das Schnurren einer Katze. Als Gruppe macht es beträchtliches Vergnügen, das Schnaufen einer Dampflokomotive, Pferdegetrappel oder prasselnden Regen zu imitieren. Es brauchen nur die entsprechenden Materialien bereitzuliegen (eine Schüssel mit Wasser, eine Dose mit ungekochten Erbsen, Trommelschlägel, zerknülltes Seidenpapier usw.)

Eine Toncollage bietet einen wunderbaren Einstieg. Hier finden auch Menschen ihren Part, die nur mehr schwer Worte finden. Die Gruppenleitung schildert möglichst plastisch, welche Situation dargestellt werden soll und lädt die Teilnehmer ein, ihre Vorstellungen über die vorhandenen Geräusche zu äußern und auszuprobieren, wie sie sich umsetzen lassen. Man kann die Gruppenleitung mit ihren unterschiedlichen Tonbeiträgen geradezu dirigieren und jeder kommt zum Einsatz, mal gemeinsam, mal alleine, mal leiser oder lauter.

Bei populärer Vokal- oder Instrumentalmusik werden oft Situationen präsent, in denen man die Melodien gehört hat. Vielleicht fällt den Teilnehmern ein, mit wem sie zusammen waren, welche Kleidung sie trugen, was gesagt oder getan wurde. Eine ganz bestimmte Stimmung mag sich einstellen, die der Tanzstunde oder eines Balls, und man bekommt Lust zu tanzen. Wer nicht mehr tanzen kann, wird gerne zuschauen, im Takt mitschwingen, mitsingen oder -summen. Von Zeit zu Zeit wird die Musik angehalten und die Erinnerungen werden ausgetauscht – oder auch bloß die Gefühle, die sich einstellen.

Singt man zusammen Kinderlieder oder sagt Abzählreime auf, so können sie gemeinsame oder – wenn die Teilnehmer sehr unterschiedlich aufgewachsen sind – auch sehr verschiedenartige Erinnerungen hervorbringen. Vom Abzählvers ist es meist nur ein kleiner Schritt, bis jemand aufsteht und die dazugehörige Aktivität durchführt. Stellt sich etwa jemand in die Mitte und zählt »Ene mene muh......« kommt schnell Spaß und Gekicher auf.

Zeichnen, Malen, Modellieren

Viele Menschen halten sich für untalentiert und sperren sich, wenn man sie bittet, einen Stift oder Pinsel in die Hand zu nehmen. Wenn man es jedoch schafft, eine lockere Atmosphäre herzustellen, bei der alle die Erinnerungen wichtiger finden, die sich beim Malen einstellen als die künstlerische Qualität, kann es höchst lustig zugehen. Strichmännchen

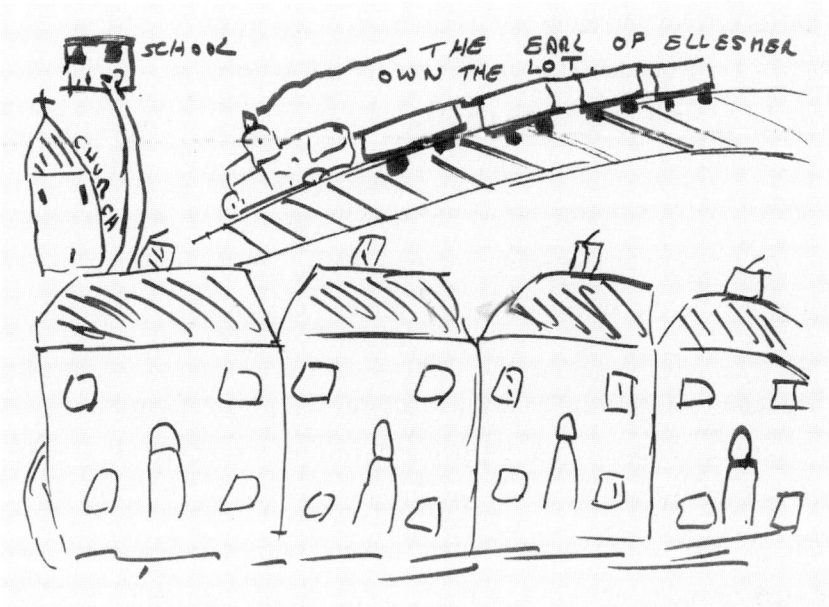

Ediths Bergbau-Siedlung-Zeichnung

und falsche Perspektiven sind durchaus zugelassen. Falls die anfängliche Skepsis zu groß ist, kann ein Helfer zuhören, was ein Teilnehmer erzählt und versuchen, für ihn zu malen. Die Zeichnung wird immer weiter ergänzt und modifiziert, je mehr Information gegeben wird, ein gezeichnetes Detail bringt die Erinnerung an das nächste zurück.

Manche Teilnehmer malen auch gerne selbst. Die Unterstützung des Helfers besteht dann im interessierten und präzisen Nachfragen, Assoziieren und Interpretieren. Dabei gibt es keinen zeitlichen Druck und kein Korrigieren. Es geht um die Gestaltung des Prozesses und die Formulierung möglichst einfühlsamer Fragen, um die Konzentration möglichst lange zu erhalten. Malen kann als ein befreiendes Medium eingesetzt werden und die Erinnerung ganz allgemein anregen. Spricht man zum Beispiel vom Meer, von Wald oder Sonne, können die passenden Farben entweder vom Teilnehmer oder einem Helfer großzügig auf ein Blatt aufgetragen werden. Damit ergeben sich farbige Bilder, die der ganzen Gruppe Freude machen.

Zeichnet oder malt man einen bestimmten Gegenstand, der von besonderer Bedeutung für den Kranken ist – etwa ein Lieblingsspielzeug oder ein Werkzeug – dann schafft man dadurch für ihn die Möglichkeit, die Gefühle, die zu diesem Gegenstand gehören, zu äußern.

Wenn es die Räumlichkeiten zulassen, kann man ausprobieren, ob die Teilnehmer Spaß an der Arbeit mit Ton haben. Man kann Figuren modellieren oder einfach mit dem Ton herumspielen. Er kann ausgerollt und in fantasievolle Formen geknetet werden. Es lassen sich Muster formen oder hineinkratzen. Seine weiche und kühle Beschaffenheit ist den meisten Menschen angenehm.

Die Bilder und Figuren sind sichtbar gewordene Erinnerungen – Erinnerungen an vergangene Erlebnisse ebenso wie Erinnerungen an einen anregenden Nachmittag.

Alte Fertigkeiten ausprobieren

Wenn man mit den Teilnehmern gemeinsam eine Mahlzeit oder eine bestimmte Speise herstellt und den Tisch deckt, kann es passieren, dass sie längst verloren geglaubte Fertigkeiten wieder ausüben. Der Erfolg ist um so wahrscheinlicher, wenn man altvertraute Rezepte und Kochtechniken nutzt. Wenn man etwas isst, das vorher in der Gruppe oder auch für die Gruppe zubereitet wurde, entsteht daraus schnell eine Festtagsstimmung und das Gefühl der Gemeinsamkeit.

Auf verblüffende Weise werden oft auch bestimmte Fertigkeiten hervorgelockt, wenn die Teilnehmer die Möglichkeit haben, sie an einst benutzten Geräten auszuprobieren und in der Gruppe vorzuführen. Allerdings sollte man die Teilnehmer vorher gut kennen, denn wenn ihnen die angemessene Bedienung eines alten Werkzeuges nicht mehr gelingt, kann die Situation für sie äußerst demütigend sein. Manch einem macht es einfach auch nur Spaß, mit einem Gegenstand herumzuspielen. Ein anderer zeichnet vielleicht auf, wie ein bestimmtes Gerät einst benutzt wurde, auch wenn er dies längst nicht mehr in Worte fassen kann.

Erinnerungspflege im Alltag

Die Grundidee der Erinnerungspflege ist es, sie in das Alltagsleben einzubauen. Da der Pflegealltag in Familien wie in Pflegeinstitutionen oft kaum Luft für derartige »exotische« Aktionen zuzulassen scheint, werden im folgenden Anregungen gegeben, wie man die Erinnerung bei den Aktivitäten des täglichen Lebens mitbedenken und ihre Kraft mitnutzen kann.

Manche der nachfolgenden Ideen lassen sich zu Hause umsetzen, andere sollte man ausprobieren, wenn man bei einem Ausflug etwa Orte aufsucht, die dem Kranken von früher vertraut sind.

Erinnerungspflege ist ein hochwirksames Medikament – jeden Tag eine kleine Dosis verhilft zu Wohlbefinden und gibt Kraft.

Gegenstände rund ums Haus

Ein guter Einstieg ist, die Angehörigen aufzufordern, sich einmal in ihrer Wohnung nach potentiellen Erinnerungsobjekten umzusehen. Vielleicht stoßen sie auf alte Fotografien an Wänden oder in Alben, auf

Souvenirs, Nippes, Pokale und Auszeichnungen, Urkunden, alte Hochzeits- oder Geburtstagspräsente. Alles kann eine Quelle der Erinnerung sein.

Sie könnten es zur Gewohnheit werden lassen, ein paar Gegenstände oder Bilder herauszuholen, wenn Gäste kommen. So nimmt man dem Besuch die Peinlichkeit, die sich leicht angesichts des in seiner Mitteilungsfähigkeit eingeschränkten Kranken einstellt. Manches mag Erinnerungen für den Kranken bergen, anderes wird einfach die Enkel erfreuen und sie zum Wiederkommen motivieren – etwa ein altes Spielzeug oder ein Gesellschaftsspiel. Der Angehörige kann jeden Tag unterschiedliche Gegenstände in die Handtasche oder Aktentasche des Kranken packen und sich zu ihm setzen, um den jeweiligen Inhalt gemeinsam durchzugehen.

Oft erkennt man in den Gegenständen und Fotos, die schon so lange im Haus sind, gar nicht das Potential, das sie für den Erinnerungsprozess bergen. Ein neugieriger Besucher kann durch seinen frischen Blick vieles entdecken und steuert vielleicht selbst ein paar Gegenstände bei.

Vor allem aber bringen Besucher Geschichten mit: Die Geschichten von Erlebnissen und Erfahrungen, die sie einst mit den Kranken geteilt haben. Die pflegenden Angehörigen werden dann ihre Aspekte beisteuern und so kann sich ganz nebenbei eine vergnügliche »Erinnerungsrunde« ergeben.

Freunde und Verwandte

Häufig sind Verwandte und Freunde, zu denen der Kontakt eingeschlafen ist oder die unsicher sind, wie sie sich in der ungewohnten Situation verhalten sollen, froh, wenn sie in Form von schriftlichen oder mündlichen Erinnerungen helfen können. Manchmal gewinnen sie so Zutrauen und nehmen wieder regelmäßigen Kontakt zu dem Kranken und seinem Angehörigen auf.

Seit Tom erkrankt ist, wurde es immer schwieriger, den Kontakt zu seinen erwachsenen beiden Kindern aus erster Ehe aufrecht zu erhalten. Obwohl es ganz deutlich war, dass Tom sie vermisste, empfand seine Frau Hemmungen, sich mit ihnen in Verbindung zu setzen. Die Teilnahme am Projekt lieferte ihr einen Anlass, sie anzuschreiben und sie um Geschichten von früher zu bitten. Zwei Tage später schon erhielt sie einen achtseitigen Brief, der zeigte, wie sehr die Kinder sich um ihren Vater sorgten und wie froh sie waren, helfen zu können. Seither steht die Familie in regelmäßigem Austausch. (BRADFORD)

Mit entsprechender Vorbereitung kann auch ein Telefongespräch zur anregenden Erinnerungsreise werden und die Beziehung zu alten Freunden und Verwandten aufrecht erhalten.

Eine pflegende Ehefrau entwickelte eine Strategie, damit die Anrufe eines früheren Berufskollegen für ihren Mann zu einer Quelle des Erinnerns wurden. Wenn er, der inzwischen weit entfernt lebte, anrief, bat sie ihn, in zehn Minuten wieder zurückzurufen. In der Zwischenzeit versuchte sie, ihrem Mann den Kollegen in Erinnerung zu rufen: »Paul brachte dir doch immer den wunderbar geräucherten Aal vom Fischmarkt mit, weiß Du noch...«. Wenn nach zehn Minuten der erwartete Rückruf erfolgte, war der Kranke über seinen Gesprächspartner orientiert und konnte mit ihm in den Ereignissen des längst vergangenen Berufslebens schwelgen. Ohne diese Einstimmung, hätte er sicher nur gesagt: »Ich weiß nicht, wer da dran ist. Du sprichst besser mit ihm«. (KASSEL)

Fernsehen und Filme

Man kann das Fernseh- und Radioprogramm daraufhin durchsehen, ob es »erinnerungsträchtige« Sendungen enthält und dann gemeinsam zusehen oder zuhören. Mit einem Gespräch kann man den Kranken schon auf das Programm einstimmen. Während der Sendung helfen entsprechende Kommentare dem Kranken immer wieder »dabeizubleiben«. So könnte man etwa sagen: »Guck doch, genau so ein getupftes Kleid hattest du mal – mir hast du darin immer so gut gefallen.« oder: »Den Film haben wir doch zusammen im Alhambra gesehen, weißt du noch?« Besteht die Möglichkeit, einen Film auf Video aufzunehmen, kann man immer wieder unterbrechen und sich ausführlicher unterhalten. Ist der Film gut angekommen, lässt sich dies Vergnügen mit jedem neuen Abspielen wiederholen.

Gemeinsames Lesen

Häufig fällt es dementiell Erkrankten, selbst wenn sie noch lesen können, schwer, sich lange etwa auf die Tageszeitung zu konzentrieren. Setzt sich jemand zu ihnen, der auf bestimmte Bilder zeigt, sie kommentiert oder auf einzelne Meldungen eingeht, gewinnen die Informationen an Interesse und der Kranke fühlt sich wieder als Teil der Öffentlichkeit der Zeitungsleser.

Vertraute Ecken schaffen

Manchmal vermissen die Kranken vertraute Tätigkeiten, die sie etwa früher im Beruf ausführten. Es kann ihnen helfen, wenn sie die Möglichkeit haben, diese zu Hause auszuführen.

Eine ehemalige Telefonistin findet vielleicht Vergnügen daran, wenn sie in einer Ecke des Wohnzimmers einen Schreibtisch vorfindet mit all den Utensilien – Vermittlungsschalter, Papier, Bleistift, Büroklammern, Terminkalender, Telefonbuch usw. – die früher ihren Alltag bestimmten. (KASSEL)

Am einfachsten ist es wohl, die Kranken so lange wie möglich in die Hausarbeit einzubeziehen und ihnen kleine Aufträge zu geben, wie Staubwischen, Gemüse schneiden, Wäsche zusammenzulegen. Sicher darf man nicht erwarten, dass alles perfekt ausgeführt wird und die Arbeit tatsächlich abgenommen wird – viel wichtiger ist das Gefühl des Kranken, gebraucht zu werden und tätig zu sein.

Lebensbuch, Lebensbild und Lebenskiste

Lebensbuch, Lebenswand und Lebenskiste lassen sich ebenfalls gut zu Hause herstellen.

Als »Lebensbuch« eignet sich ein Ringbuch, in das man auf festes Papier oder auf Fotokarton für den Kranken bedeutsame Bilder aufklebt. Schön ist es, wenn man in seinen Worten dazu die Bildunterschriften wählt. Es können kleine Ereignisse aufgeschrieben werden, Zeitungsausschnitte, Eintrittskarten, Rezepte oder was sonst wichtig scheint, dazu geklebt werden. In das Ringbuch können immer neue Seiten eingefügt werden, immer neue Schätze aus der Lebensgeschichte können geborgen und dort – in welcher Form auch immer – untergebracht werden. Auch Bilder, die man gemeinsam gemalt hat, können dazu gehören.

Im »Lebensbild« werden – ähnlich wie in dem Lebensbuch – alle möglichen wichtigen Objekte, Geschehnisse und Bilder zusammengetragen. Auf einer großen Pinnwand oder einem starken Karton angebracht und als Collage an einem prominenten Platz in der Wohnung aufgehängt, können sie immer wieder zum Ausgangspunkt von Gesprächen werden.

Die »Lebenskiste« schließlich bietet die Möglichkeit, dreidimensionale Erinnerungen zu sammeln und zu arrangieren. Ob Schuhkar-

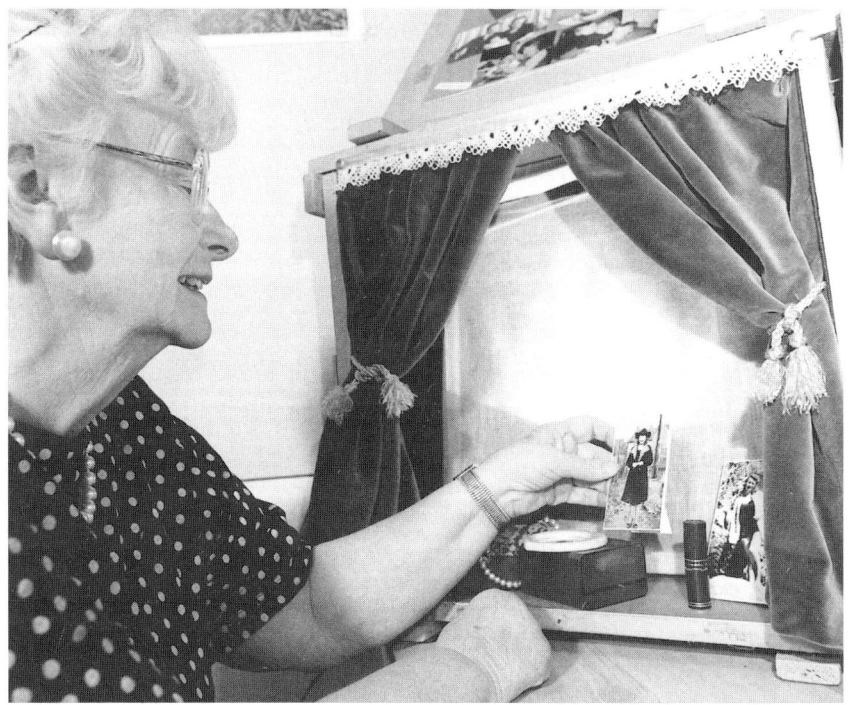

Lebenskisten

ton, kleiner Koffer oder Korb – überall lassen sich für den Kranken bedeutsame Gegenstände zusammenstellen und laden zum Kramen und Betrachten ein.

Wichtiger als ein eindrucksvolles oder gar künstlerisch oder handwerklich überzeugendes Ergebnis ist immer das damit verbundene Sammeln, der Austausch über die Objekte und die gemeinsame Tätigkeit. Das Heraussuchen und Anbringen von Photos, die Auswahl von Gegenständen und Materialien und das Gespräch darüber sollen ebensoviel Spaß machen wie später die Einladung an Besucher und Freunde, sich mit dem Kranken die Mosaiksteinchen seiner Erinnerungen herauszusuchen.

Eine alte Dame, mit der über längere Zeit ein dickes Lebensbuch zusammengestellt worden war, wollte es kaum mehr aus der Hand geben und stolz zeigte sie es allen Besuchern. Intuitiv war ihr bewusst, dass jetzt, wo ihr Gedächtnis immer unzuverlässiger wurde, das Buch ein sicherer Ort war, ihre Lebensgeschichte aufzubewahren. (LÖWEN)

Spaß mit Fotoalben

In alte Fotoalben kann man jetzt gemeinsam Bildunterschriften oder Kapitelüberschriften einfügen – am besten im Wortlaut des Kranken. Bilder könnten gemeinsam umsortiert werden oder man könnte sich das Ziel setzen, ein Familienbuch für Kinder und Enkel herzustellen. Damit werden die Fotos wieder zum Auslöser fürs Erzählen über Früher und die Veränderungen des Lebens heute.

Ausgehen und Besuche machen

Sucht man gemeinsam früher beliebte Ausflugsstätten oder vertraute Orte auf – etwa das alte Schulgebäude, ein Kino, in dem man häufig gewesen ist, Parks, Cafés oder Gaststätten oder die Kirche – tauchen häufig Erinnerungen auf und lassen den Besuch zu einem Erlebnis für den Kranken wie seinen Angehörigen werden. Überhaupt bleibt das Ritual des Gottesdienstes und das Singen der Kirchenlieder lange eine Struktur, die die Kranken genießen.

Eine pflegende Tochter nahm ihre Mutter an einem Nachmittag mit in ihre alte Schule. Der Kranken gefiel dies sehr und sie wurde ganz lebhaft. Sie zeigte der Tochter ihren alten Klassenraum, die Turnhalle und das Schwimmbecken. Sie redeten eine ganze Weile über das Schulschwimmen, über Klassenarbeiten und den Unterricht. Von dem Erfolg beflügelt, besorgte die Tochter ein paar alte Schulbücher und die Mutter berichtete, wie sie ihrer Puppe daraus vorgelesen hatte. Beide erinnerten sich an Gedichte, die sie einst auswendig gelernt hatten und verbrachten mit diesen Gesprächen viel Zeit. (KOPENHAGEN)

Heimat- und Stadtmuseen stellen häufig Gegenstände aus der ersten Hälfte des 20. Jahrhunderts aus und zeigen die Lebensbedingungen in Bauern- oder Handwerkerfamilien. Wo es eine regional bedeutsame Industrie gibt, finden sich häufig entsprechende Ausstellungen, in denen jemand, der dort einst beschäftigt war, viele Erinnerungen wiederfindet.

Dabei kann es sein, dass sich die Kranken auf sehr reduzierte Weise mit den Ausstellungsobjekten befassen, aber an ihren Äußerungen und ihrem Verhalten doch gut abzulesen ist, wie wohl sie sich fühlen.

Eine Ehefrau besuchte mit ihrem Mann das Schifffahrtsmuseum. Sie war ganz erstaunt, wie lange er sich bei ein und der selben Ausstellungsvitrine aufhielt, sichtlich ganz versunken in die Details. (AMSTERDAM)

Ausflusgsziele

Allein ein ungewohnter Ort mit anregender Atmosphäre, neuen Geräuschen und einer überraschenden Aussicht hebt bei den meisten die Stimmung und die Aufmerksamkeit. So kann man bei einem Besuch auf der Kirmes, dem Wochenmarkt, einem Ausflugsort am Meer, an einem See oder im Gebirge die spezifischen Gerichte und Getränke kosten: Vielleicht eine Bratwurst mit einem kühlen Bier, Schwarzwälder-Kirschtorte in einem Gartenlokal oder Eis am Stiel vom Kiosk.

Ist ein Enkel- (oder Nachbars-)kind dabei, gelingt es noch besser, in altvertraute Aktivitäten einzutauchen: Am Strand eine Burg bauen oder Muscheln sammeln, von der Wiese bunte Blumen pflücken oder

Enten am Teich füttern. Die Phantasie und Freude der Kinder wirkt ansteckend und gibt auch noch so »kindischen« Betätigungen Sinn und Legitimation.

Wieder zu Hause können die gesammelten Schätze – Blätter, Blüten, Muscheln, Ansichtskarten und andere Andenken – auf dem Tisch ausgebreitet und betrachtet werden. Sie können – zusammen mit Schnappschüssen – in ein Album geklebt oder zu einer Collage zusammengefügt werden.

Treibholz oder blank gewaschene Kieselsteine, die sich häufig an Wasserläufen finden, lassen sich gut mitnehmen und zu Hause betrachten und befühlen; sie können Quelle vielfältiger Spekulationen sein.

In Wohnungsnähe kann man sich einen »Stamm-Spazierweg« aussuchen und damit eine vertraute und angenehme Routine für den Erkrankten begründen.

Mein Mann kann nicht mehr viel sprechen, aber wir machen jeden Tag denselben Spaziergang. Wir singen dabei Volks- und Kirchenlieder. Mein Mann streichelt die Bäume und sagt zu jedem, dem wir begegnen, freundlich »Guten Tag«.(OSLO)

Viele pflegende Angehörige stellen fest, dass es den Kranken gut geht, wenn sie in Bewegung sind und laufen täglich mit ihnen weite Strecken. Vielleicht lässt sich Kontakt zu anderen Familien herstellen, die von einer dementiellen Erkrankung betroffen sind und man leistet einander bei den Spaziergängen Gesellschaft.

Ein Teilnehmer unseres Projekts organisiert einmal im Monat einen Ausflug zu einem gut erreichbaren Ziel. Treffpunkt und Spazierweg werden rechtzeitig bekannt gegeben. Es wird Rücksicht auf die Menschen genommen, die nicht mehr so gut zu Fuß sind. Zum Abschluss trifft man sich in einem gemütlichen Café. Viele

Angehörige trauen sich oft nicht mehr, allein mit ihrem Kranken in die Öffentlichkeit einer Gaststätte. In der Gruppe zeigt sich, dass es kaum Probleme gibt – überdies befindet man sich in der schützenden Gemeinschaft. (KASSEL)

Familienfeiern

Geburtstage und andere Jahrestage können genutzt werden, um Erinnerungen anzuregen. Meist sind Verwandte gerne bereit, bei Vorbereitungen zu helfen und bringen Ideen ein. So könnte man etwa in einer vertrauten Gaststätte zusammen feiern oder miteinander zum Fünfuhrtee gehen.

Alte Gewohnheiten in den Alltag holen

Wenn man an alte Gewohnheiten anknüpft, lassen sich oft Alltagsaufgaben leichter bewältigen. War es zum Beispiel eine jahrzehntelange Sitte, freitags ein Bad zu nehmen, so wird sich der Kranke möglicherweise bereitwilliger ins Badezimmer und die Wanne begeben, wenn ihm dies ins Gedächtnis gerufen wird.

Einem Mann, der jahrzehntelang zur Arbeit mit der Aktentasche unter dem Arm ging, wird die Tasche signalisieren, dass er das Haus verlassen soll, um einer von ihm geschätzten und sinnvollen Tätigkeit nachzugehen, und damit die Überredungsversuche, die ansonsten jedem Ausgang vorangingen, überflüssig werden lassen. (AMSTERDAM)

Sprichwörter, Redewendungen und Kalauer

In der Kindheit gelernte Liedtexte, Gedichte, Sprichwörter, aber auch die in den meisten Familien üblichen Floskeln mit all ihren Albernheiten bleiben lange im Gedächtnis haften. Sie werden von den Kranken gerne als spontaner Beitrag in einem Gespräch beigesteuert, zu dem sie ansonsten keinen konkreten Bezug herzustellen vermögen. Das damit verbundene Gefühl, aktiv an der Interaktion teilzunehmen, stärkt das Selbstwertgefühl – und gerne wiederholen die Kranken die so erfolgreiche Redewendung.

Eine Teilnehmerin wusste sich in entspannter Stimmung jeweils durch den Ausspruch: »Dumm darf man schon sein, man muss sich nur zu helfen wissen!« in ein Gespräch einzubringen – meist passte die Aussage auch irgendwie und in der Erheiterung ihres Gesprächspartners las sie Bestätigung und Ermunterung. (KASSEL)

Dies kann man weiter unterstützen, indem man die Anfangsworte bestimmter Verballhornungen oder Witze ausspricht – vielfach werden die Kranken den Rest erinnern und gerne beitragen. Besonders gut ist natürlich, wenn man mit den Redewendungen auf die aktuellen Situationen und Stimmungen eingeht und so dem Kranken die Möglichkeit gibt, sich zu seiner Befindlichkeit zu äußern.

Regelmäßig überspielt ein pflegender Ehemann die Ungeschicklichkeit seiner Frau im Umgang mit Messer und Gabel, indem er fröhlich in die Runde wirft: »Jesus sprach zu seinen Jüngern.....« – es dauert nur den Bruchteil einer Sekunde, bis die Kranke lachend vollendet: »..wer keine Gabeln hat, isst mit den Fingern!« (KASSEL)

Man kann eine Liste mit den »typischen« Redewendungen der Familie und des Kranken anlegen, damit man sie auch etwa in angespannter Stimmung parat hat und eine kritische Situation entkrampfen kann. Oft wissen Geschwister noch Sprüche, die etwa im Elternhaus üblich waren. Viele Sinn- und Merksprüche sind generationenspezifisch und regional geprägt – es lohnt sich, ein bisschen in der Vergangenheit zu suchen.

Auch eine vertraute Dialektfärbung gibt den dementiell Erkrankten das Gefühl von Wiedererkennen und Vertrautheit und hilft beim Verstehen. Die Mundart drückt Nähe aus und die für Außenstehende oft drastische Wortwahl wird von jenen gut verstanden, die mit ihr aufwuchsen.

Beispiele aus einem Wiener Projekt mit pflegenden Angehörigen

Frau P., ein Mitglied unserer Angehörigengruppe »WIR/R«, erzählte bei einem Treffen:

Meine Schwester und ich schenkten unserer Mutter zum 90. Geburtstag etwas ganz Besonderes: Wir suhen alle Fotoalben unserer Familie durch und gestalteten Mutters Lebensgeschichte als Fotoalbum. Sie freute sich sehr. Das Album liegt jetzt auf dem Nachtkästchen neben ihrem Bett. Wenn ich in der Küche zu tun habe, gebe ich es meiner Mutter zum Anschauen. So kann ich in Ruhe Geschirr abwaschen, während ich früher ständig unterbrochen wurde oder recht nervös die notwendige Arbeit erledigte. Die Fotos aus der Kindheit – meine Mutter wuchs in Dresden auf – lösen sehr viele Erinnerungen aus. Die Eintönigkeit der pflegenden Beziehung löst sich, wir lachen über so manche Begebenheit In der Vergangenheit.

So wie Frau P. haben die Mitglieder unserer Gruppe zu Hause in der Betreuung ihrer Lieben versucht, mit Hilfe von Erinnerungsaktivitäten den Alltag zu gestalten. Gerade im Umgang mit alten Menschen, die im Begriff stehen, den Kontakt zur Realität zu verlieren, kann das regelmäßige Erinnern an Erlebnisse aus Kindheit, Jugend und

Erwachsenenalter die persönliche Identität stärken. Zudem erfährt der alte Mensch im Erzählen, dass er/sie etwas Wertvolles, nämlich Lebenserfahrung, weitergeben kann.

Welche Methoden der Erinnerungspflege eignen sich besonders für zu Hause?

Visuelle Auslöser von Erinnerungen

Im Kleiderkasten der Eltern finden sich so manche alten Kleidungsstücke. Jedes Kleid, jede Hose hat eine eigene Geschichte. Viele der heute über achtzig Jahre alten Frauen haben ihre Kleider als junge Frauen selbst genäht, manchmal sogar mit der Hand. Frau H. erzählt:

>*Als ich zwanzig Jahre alt war, begann der zweite Weltkrieg. Wir waren zu Hause vier Geschwister. Ich war fertige Schneiderin und musste für die ganze Familie nähen. Ich weiß noch, wie ich mein erstes Tanzkleid für mich nähte. Ich brauchte keinen Schnitt, dafür legte ich den Stoff immer wieder auf meinen Körper. Mit den Stecknadeln steckte ich die Fasson ab.*«

Auch Hüte, Handschuhe, Balltäschchen, Badegewand und vieles andere mehr aus dem Bekleidungsbereich dient als Auslöser für Erinnerungen.

Wie das Anziehen und die Mode ist auch das Kochen ein dankbares Feld für Erinnerungspflege. Alte Backformen, Puddingformen, Kochutensilien wie z.B. Passiersieb, Schneebesen, Korkenzieher, Nussknacker, Aluminiumgeschirr, Kaffeemühle und – auf wienerisch – Menage-Reindl und Faschiermaschine, lassen sich anfassen. Im Nu

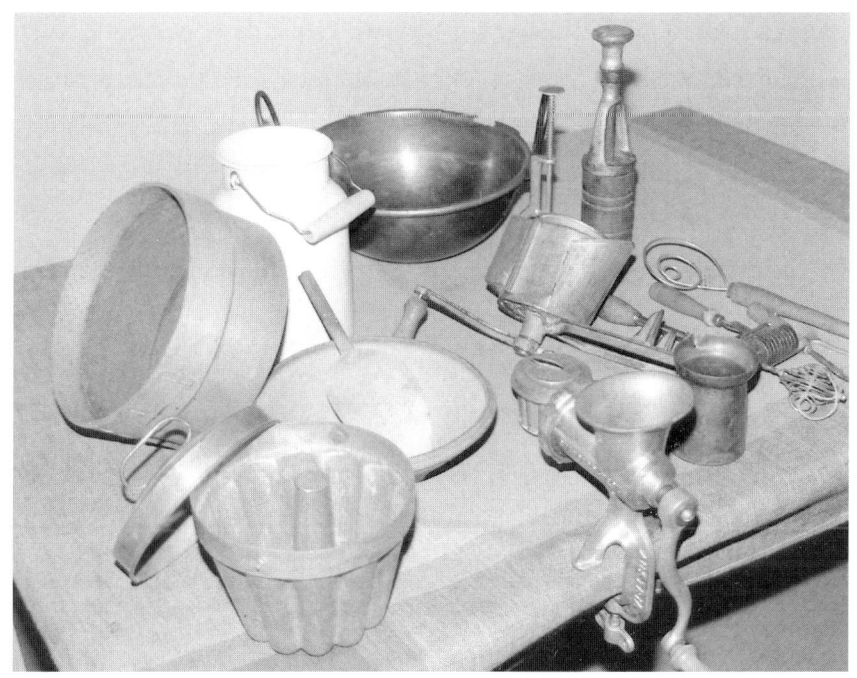

hören wir von alten Rezepten und wie aufwendig das Kochen war. In manchen Gegenden Österreichs, wie z.B. auch noch heute im Burgenland, haben die Frauen für eine Hochzeit viele Tage lang gebakken und vorgekocht. Im ländlichen Raum kochten die Bäuerinnen groß auf, wenn die Nachbarn zum Dreschen des Getreides da waren. Manchmal hören wir von den kargen Mahlzeiten während des zweiten Weltkrieges und wie gefährlich es war, sich zusätzlich zu den Marken Nahrung zu organisieren.

Werkzeuge, Büromaterialien, Aktenkoffer lösen bei Männern Erinnerungen an die Arbeit aus. Herr. L. aus unserer Gruppe:

»In einem Kasten auf dem Dachboden fand ich ein Schuhmacherwerkzeug. Ich nahm es mit und zeigte es meinem 85-jährigen Vater, der manchmal desorientiert ist. Vater sah die Alen und sofort reagierte er:

‚Die ist doch vom Onkel Albert. Das darfst Du nicht wegwerfen!' Es ist noch aus Böhmen, wo Onkel Albert Schuhmacher war. Danach erzählte er mir, in welch armen Verhältnissen der Onkel in Böhmen lebte und wie er mit seiner Familie um die Jahrhundertwende nach Wien gezogen sei.«

Besuche von Familienangehörigen und Freunden eignen sich wunderbar, um alte Familienfilme, Fotos und Bücher mit Ansichten gemeinsam anzuschauen.

»Während unseres Projektes durfte ich zweimal eine Familie mit einer dementiell erkrankten alten Frau besuchen. Wir schauten uns ein Buch über Wien an. Die alte Dame erkannte viele Gebäude und Sehenswürdigkeiten, sie erzählte mir und ich ihr, was man in dieser Stadt so alles erlebt. Während ich mich mit ihr beschäftigte, konnte sich die Hauptbezugsperson in einem anderen Raum aufhalten. Auf diese Weise wurde sie wirklich entlastet.« (Frau Sch.)«

Religiöse Bilder, Gebetsbücher, Weihwasserfläschchen, Kreuze, und andere religiöse Symbole laden zum Gespräch über Erlebnisse und Erfahrungen im religiösen Bereich ein.

»Nach dem zweiten Weltkrieg bin ich jedes Jahr nach Mariazell gegangen und habe für Österreich gebetet, erzählt Fr. N., nachdem sie einen kleinen Weihwasserkessel mit der Mariazeller Muttergottes in die Hand genommen hat.«

Auditive Auslöser von Erinnerungen:

Sowohl das Singen als auch das Hören von Musik erinnert alte Menschen an besondere Erlebnisse. Kinderlieder, Lieder aus der Schulzeit werden gut gekonnt. Volksmusiktänze, Musik aus Filmen der Jugend bringen das Gespräch über die damalige Zeit in Gang.

»Für viele alte Wienerinnen spielen Wienerlieder und die Heurigenmusik eine wichtige Rolle. Obwohl diese Lieder eher traurig sind, werden sie gerne gesungen. Themen dieser Lieder sind: der Wein, die vergängliche Liebe, der Tod, die Frauen, das Unglück. Gerne hören viele alte Menschen die Heurigenmusik. Meine Tante war eine begeisterte Heurigengeherin. Dort war sie in lustiger Gesellschaft und trank und aß gerne. Als sie dann orts- und zeitverwirrt war, brachte ich ihr von Zeit zu Zeit ein frisches »Kaiserfleisch«, einen reschen Wein und frisches Brot, was sie ungeheuer genoss. Mit Freude erzählte sie von ihren Heurigenbesuchen, erinnerte sich an Witze und an die feschen Männer, die ihr den Hof gemacht hatten.« (Frau O.)

Geschichten erzählen:

»Ich weiß, wie sehr Tante Gerti auf das Feiern des Geburtstages Wert legte. Sie lud immer die ganze Familie zum Essen ein, das sie wunderbar zubereitete. Jetzt, wo sie manchmal nicht mehr weiß, wer ich bin, erzähle ich ihr, wie schön die Geburtstage bei ihr waren. Darauf reagiert sie sofort. So erzählen wir uns gegenseitig über dieses familiäre Brauchtum. Tante Gerti lebt dabei richtig auf.« (Herr A.)

Über Geburtstage, Weihnachten, Ostern, Firmung oder ein Hochzeitsfest als Besucher zu erzählen, führt oft zum gegenseitigen Austausch von Familiengeschichten. Dabei ist hilfreich, mit einem besonders prägnanten Erlebnis zu beginnen.

Die Natur:

Ob es nun Blumen, Pflanzen oder Früchte sind, alle diese Dinge sprechen die Verbindung zur Natur an.

»Wenn im Winter draußen alles verschneit war, erzählte ich meiner desorientierten Mutter, dass ich die Vögel im Park füttern gehe. Ich gab ihr ein paar Nüsse in die Hand. Sie schaute sie an, und erinnerte sich daran, wie sie selbst sich um die Vögel gesorgt hatte.« (Frau P.)

Essen und Trinken:

Schon vorhin erwähnte ich das »Kaiserfleisch«, ein typisches Essen beim Heurigen, wo auch die folgenden Gerichte gegessen werden: Blunz'n, Brathendl, Liptauer, Schmalz- und Speckbrote. Dazu wird ein »Gspritzter«(Wein und Mineralwasser) getrunken. Essen und Trinken können zu Hause sehr gut als Auslöser von Erinnerungen eingesetzt werden. Dazu gehört das Zubereiten von Lieblingsgerichten, sowie das Servieren von Lieblingsgetränken.

Videos von alten Kinofilmen und Kabarettvorstellungen:

Karl Farkas, Ernst Waldbrunn, und Max Böhm sind berühmte, alte Kabarettstars. Sie waren in den späten 50-er Jahren und danach im Fernsehen zu sehen. Vielen alten Menschen macht es Spaß, deren Videos anzuschauen. Auch wenn vielleicht nicht mehr alles sinngemäß verstanden wird, werden Erinnerungen an lustige Abende wieder wach. Angehörige und Betreute lachen, die oft eintönige und gespannte Beziehung wird lockerer.

Zusammenfassung

Die im Laufe unseres Projektes angewandten Erinnerungsauslöser sollen als Beispiel und Impuls dienen. Angehörige unserer Gruppe haben gute Erfahrungen gesammelt. Anfängliche Skepsis, ob der Erkrankte überhaupt noch fähig sei, sich zu erinnern, wich der Erkenntnis, dass sowohl für den Angehörigen als auch für den Betreuten das Erinnern Sinn und Freude macht.

Doris Otte, SPEICHER
Verein für Erinnerungsarbeit, Angehörigengruppen,
Alternsberatung
Wien

Therapiegruppe »Erinnern« in der stationären Behandlung

In der Gerontopsychiatrie werden psychische Erkrankungen des höheren Lebensalters behandelt. Dabei handelt es sich am häufigsten um Patienten, die an einer Altersdepression oder einer Demenz erkrankt sind, hinzu kommen Belastungsreaktionen oder Suchterkrankungen. Gemäß der demographischen Verhältnisse überwiegt der Anteil weiblicher Patienten. Als allgemeine Ziele der Behandlung können formuliert werden: Die Stabilisierung der psychischen und körperlichen Gesundheit und der bisherigen Lebensverhältnisse. Ziel ist das Wiedererlangen und Erhalten von größtmöglicher Selbstständigkeit des Patienten in seiner gewohnten sozialen Umgebung sowie die Vermeidung von langfristiger Hospitalisation oder Pflegebedürftigkeit.

Neben den psychotherapeutischen Gruppenangeboten werden stützende psychotherapeutische Einzelgespräche sowie regelmäßig Familiengespräche geführt. In den verschieden, durch Psychologen geleiteten Gruppen werden in der gerontopsychiatrischen Praxis bewährte Verfahren wie Gesprächsgruppe, Entspannungsgruppe (Progressive Muskelrelaxation, Imaginative Verfahren), Gedächtnistraining als Einzel- und Gruppenverfahren (Verbesserung von Merkfähigkeit, Konzentration, Ausdauer und Wahrnehmung) und Alltagstraining (activities of daily living; Anleitung und Anregung zur Selbstversorgung) und Außenaktivitäten (Einkäufe, Spaziergänge, vierzehntägig Ausflüge) eingesetzt. Das Angebot wird ergänzt durch Ergotherapie und Bewegungstherapie.

In diesem Rahmen bieten wir den Patienten unserer gerontopsychiatrischen Station einmal wöchentlich eine Gruppenstunde zur Erinnerungspflege an. Sie stellt keine isolierte Intervention dar, sondern ist in das oben vorgestellte stationäre Gesamtkonzept eingebunden. So können Beobachtungen, die in der Erinnerungspflege gemacht werden, in anderen Interventionen aufgegriffen werden. Da wir keine spezielle Station für demente Patienten darstellen, sondern Patienten mit verschiedenen Störungsbildern der Gerontopsychiatrie behandeln, bilden die Teilnehmer der Erinnerungspflege auch dementsprechend keine homogene Gruppe. So gibt es Teilnehmer mit Demenzen verschiedener Schwere, aber auch depressive Patienten, seltener Patienten mit psychotischen Störungen oder Suchterkrankungen.

Ein weiterer Unterschied zu den üblichen ambulanten Gruppen ist hier die eher seltene Teilnahme von Angehörigen.

Zunächst wird mit der Erinnerungspflege ganz allgemein ein Beitrag zur Aktivierung und Tagesstrukturierung unserer Patienten geleistet. Viele von ihnen leiden unter schweren Antriebsstörungen, Interessenverlust und Kontaktstörungen. Durch die Erinnerungspflege werden Kontakte und Kommunikation zwischen den Patienten gefördert, durch das Entdecken von Gemeinsamkeiten der Isolation entgegengewirkt.

Zwei Teilnehmerinnen, die schon früh ihre Väter verloren haben, entdecken dies beim Thema »Familie in der Kindheit«. Noch nach der Gruppe sitzen sie zusammen und erzählen von ihren Müttern und wie sie es schafften, ihre Kinder allein großzuziehen.

Frau R. bringt zum Thema Hausarbeit ein altes Bügeleisen von zu Hause mit. Die Patienten reichen das Bügeleisen herum, wiegen es in der Hand und bügeln die Tischdecke damit. Die technischen Veränderungen, die Bügeleisen mit der Zeit durchlaufen haben, werden erörtert. Frau R., eine eher schüchterne und kontaktarme Patientin, freut sich über die Aufmerksamkeit, die ihr und ihrem Bügeleisen zuteil wird.

Die Beschäftigung mit Triggern, die angenehme Wahrnehmungen erzeugen, wie schöne Bilder, Oberflächen von Materialien oder Gerüche, fördert die Genussfähigkeit der Teilnehmer. Dies ist gerade bei Depressiven eine Fähigkeit, die oft erst wieder gelernt werden muss.

Die Teilnehmer befühlen ein weißes Spitzentaschentuch. Frau W. schwärmt davon, wie perfekt ihre Mutter nähen konnte und beschreibt eines ihrer schönsten Kleider.

Depressive Patienten mit einer negativen Sicht ihres Selbst, ihrer Umwelt und ihrer Zukunft werden durch das Erinnern eines kompetenten Selbst, das die Vergangenheit trotz schwerer Zeiten gemeistert hat, in ihrer negativen Selbstsicht korrigiert.

Frau J., eine demente Patientin mit einer Depression, die häufig den Verlust ihrer Arbeitsfähigkeit beklagt, berichtet von der Landwirtschaft, die sie zu Kriegszeiten alleine zu bewältigen hatte, von der Hausarbeit und den vielen Socken, die sie früher gestrickt habe. Daraufhin wurde ihre Tochter gebeten, das Strickzeug der Patientin mitzubringen. Zu ihrer eigenen Überraschung stellt Frau J. fest, dass ihr das Stricken durchaus noch gut von der Hand geht.

Bei Patienten mit Gedächtnisstörungen wird durch die Aktivierung erhaltener Erinnerungen und damit verbundener Selbstvergewisserung die Selbstwertschätzung gestärkt.

Herr R. und seine Ehefrau berichten, wie sie sich kennengelernt haben. Er erinnert sich, ein guter Tänzer gewesen zu sein. Sie bestätigt dies und führt genauer aus, welche Tänze er besonders gerne getanzt habe. Endlich hat Frau R., die sonst eher gereizt und vor anderen beschämt auf die Beiträge ihres Mannes reagiert, etwas Positives über ihn zu erzählen, was er sichtlich genießt.

Die Beschäftigung mit der Biographie fördert häufig neue Informationen zu Tage, wie Wunsche und Bedürfnisse von Patienten oder Konflikte mit Angehörigen. Diese Informationen können dann auch in anderen Interventionen aufgegriffen werden.

Zum Thema Ausflüge berichtet eine Patientin von all den Orten, die sie früher sonntags mit ihrem Mann besucht hat. Eine dieser Anregungen wird in einen Ausflug für die gesamte Station umgesetzt.

Die Teilnehmer erzählen davon, wie sie ihre Kinder erzogen und worauf sie bei der Kindererziehung Wert gelegt haben. Ein häufiges Kriterium sind Respekt und Gehorsam. Frau J. stellt fest, dass sich heute die Rollen vertauscht haben und sie gar nicht mehr nach ihrer Meinung gefragt werde. Diese Problematik wird bei einem Familiengespräch aufgegriffen.

Heike Dech, Ulrike Sterzinger
Universitätsklinik Gießen
Abteilung Gerontopsychiatrie

Auf den ersten Blick scheint das von der Erinnerungspflege verlangte Ausmaß an individueller Zuwendung nur schwer vereinbar mit den Zeitkontingenten, die dem Pflegepersonal für ihre Arbeit zur Verfügung stehen. Vielfach hört man daher bei Fortbildungen die Kritik, dass dies ja alles an der Realität des Pflegealltags vorbeigehe.

Es ist klar, dass sich die meisten der aufgeführten Beispiele der Gruppenarbeit und der häuslichen Betreuung nicht unverändert auf eine Institution übertragen lassen, doch lohnt es sich, die Vorstellungen der Erinnerungspflege einmal zu spezifizieren und damit Möglichkeiten und Ansätze für die Übertragung zu entwickeln. Dabei sollte man durchaus nicht unterschlagen, an wie vielen Stellen der Pflege, der Dokumentation, der Gestaltung von Festen und Feiern und der Therapie – ob im Konzept verankert oder spontan durch einzelne Mitarbeiterinnen eingeführt – die Erinnerungsfähigkeit der Bewohner bereits angesprochen und genutzt wird.

Wir schlagen vier Ebenen vor, in denen Erinnerungspflege in den Einrichtungen der Altenhilfe verankert werden kann:

a) bei der Aufnahme durch die Erforschung möglichst vielfältiger biographischer Bezüge,
b) bei der Gestaltung von Räumen und Begegnungsorten,
c) in der Alltagskommunikation,
d) bei Gruppenangeboten.

Aufnahme

In vielen Einrichtungen hat man begonnen, sogenannte Biographiebögen zu erstellen, bei denen möglichst akribisch zentrale Daten und Informationen aus dem Leben der Bewohner niedergelegt werden.

Dies ist sicherlich ein Fortschritt gegenüber dem lange herrschenden Desinteresse an Ausbildung und Beruf, Familiengeschichte, Herkunft und Vorlieben der alten Menschen. Das Vorgehen scheint aber oft mechanistisch, ganz abgesehen von der ungeklärten Frage, wie die lebensgeschichtlichen Daten so im Bewusstsein der Pflegekräfte verankert werden, dass sie Eingang in die Alltagskommunikation finden können. Zudem droht hinter der Auflage, einen »Biographiebogen« zu erstellen auch die Gefahr des »gläsernen Bewohners«*. Sinnvoller und auch machbarer erscheint es, wenn in den Wochen nach (wenn möglich auch vor) Heimeinzug gemeinsam mit Angehörigen von einer Mitarbeiterin Erinnerungsübungen mit dem neuen Bewohner durchgeführt werden, die etwa zu einem Lebensbuch, einem Lebensbild oder einer Lebenskiste führen, auf die Bezug nehmen kann, wer immer das Zimmer betritt. Es könnte eine wichtige Aufgabe für im Heim tätige Ergotherapeuten sein oder auch freiwilligen Helfern einen attraktiven Tätigkeitsbereich öffnen.

Gestaltung von Räumen

Gerade neu erbaute oder sanierte Heime scheinen eher für Besucher und Angehörige gebaut, als die Geschichtlichkeit der Bewohner zu reflektieren. Farbgebung, Ausstattung und Dekoration spiegeln Geschmack und Orientierungsbedürfnisse weit jüngerer Menschen wieder – und beugen sich oft voreilig möglichen Auflagen von Brandschutz, Hygiene und Pflegerationalität. Überall wird es aber ohne große Mühe möglich sein, Erinnerungsecken und Erinnerungspfade zu

---

* vgl. Blimlinger Eva u.a. Lebensgeschichten. Biographiearbeit mit alten Menschen, Vincentz Verlag, Hannover 1994, S. 101

schaffen. Schränke, in denen die Bewohner kramen, Töpfe, in denen sie rühren können. Die Einrichtung der Zimmer sollte ohnehin weitgehendst aus dem vertrauten Mobiliar und den Bildern der Bewohner stammen. Hier wird bei Einzug auch mitunter Überzeugungsarbeit bei den Angehörigen zu leisten sein, die endlich die Stunde gekommen sehen, »Omas alten Krempel« zu entsorgen.

Den Angehörigen der neuen Bewohner von Les Parentèles werden immer die leeren Zimmer gezeigt und wir fordern sie auf, möglichst viele Einrichtungsgegenstände von zu Hause zu bringen und den Raum so zu gestalten, dass der alte Mensch sich möglichst an sein vertrautes Umfeld erinnert. Bis hin zur Tapete und zur Anordnung der Möbelstücke versuchen besonders engagierte Familien dann, für ihre Kranken ein Abbild der einstigen Wohnung zu schaffen. (PARIS)

Alltagskommunikation

Hierunter wird verstanden, dass die Kommunikation, die ohnehin im Rahmen der Pflegetätigkeit, der Hauswirtschaft und Therapie erfolgt, darauf abgeklopft wird, inwieweit sie den Gewohnheiten und Möglichkeiten der Bewohner entspricht. Ein »biographischer« Blick und ein »biographisches« Ohr können dazu beitragen, dass diese Kommunikation Rücksicht nimmt, auf die lebenslang erworbenen Gewohnheiten, Redewendungen und Vorlieben.

Lange bereitete es dem Pflegekräften große Mühe, Herrn B. morgens am Waschbecken zu bewegen, sich zu waschen. Durch Zufall entdeckten sie, dass er den laufenden Wasserhahn als Schlüsselreiz brauchte, um mit dem Waschen zu beginnen. Mit dem fürsorglich eingelassenen warmen Wasser im Waschbecken hatte er nichts anfangen können. Die Entdeckung wurde schnellstens an die übrigen Kolleginnen weitergegeben. (KASSEL)

Sind Zimmer und Wand ausgestattet mit Erinnerungsobjekten und Lebensgeschichten, wird es ein Leichtes sein, die Bewohner immer wieder darauf anzusprechen – jeder, der das Zimmer betritt, wird es auf seine Weise versuchen und jeder wird damit einen Impuls für den dementiell Erkrankten liefern, sich zu erinnern.

Gruppenangebote

Bei den organisierten Gruppenangeboten wird man am ehesten die Vorschläge nutzen können, die für die für die Erinnerungstreffen in diesem Buch gemacht werden. Allerdings sollte deutlich geworden sein, dass eine Erinnerungsgruppe, in der eine Mitarbeiterin mit 12 oder 18 dementiell Erkrankten sitzt, bei den Beteiligten nur wenig Erinnerungen hervorlocken wird. Hier müssen phantasievolle Wege der Einbeziehung von freiwilligen Helfern, von Schülern und vor allem von Angehörigen gegangen werden.

Ein Erinnerungsprojekt in einem jüdischen Pflegeheim in Paris

Insgesamt zehn Mal trafen wir uns zu einer wöchentlichen Sitzung mit acht Heimbewohnern und einigen ihrer Kinder. Die Gruppe war relativ homogen zusammengesetzt: Alle Heimbewohner stammten aus Osteuropa und litten an einer leichten bis mittleren Ausprägung von Demenz.

Wir versuchten, ihnen Alltagserinnerungen ins Gedächtnis zu rufen und konzentrierten uns dabei auf frühe und möglichst glückliche Erlebnisse. Besonders hilfreich waren die Gegenstände, Fotografien, Lieder und Tänze. Wir sprachen gezielt Geruchs- und Geschmackssinn an. Unsere Themen waren etwa die Passah-Feiern der Kindheit, die Lieblingsgarderobe, die Schultage, Landschaften ihrer Jugend, Reisen, die erste Arbeitsstelle, Verlobung und Hochzeit, Back- und Kochrezepte.

Die (erwachsenen) Kinder zeigten sich froh, teilgenommen zu haben:

- Sie genossen das fröhliche und entspannte Zusammensein mit ihren Eltern und freuten sich über deren Aufheiterung und Aktivität.
- Sie hörten Begebenheiten aus dem Leben ihrer Familie, die ihnen völlig neu waren. Darunter waren auch Erinnerungen an ihre jüdische Vergangenheit, die bislang verborgen gehalten worden waren,

da die betreffende Mutter durch die Schrecken der nationalsozialistischen Verfolgung zu sehr traumatisiert war.

- Sie konnten sich mit anderen Angehörigen austauschen.
- Sie waren enttäuscht, dass das Angebot nicht von Dauer war und entschlossen, auf »irgendeine Weise« weiterzumachen.
- Einige Angehörige boten dem Heim ihre Mitarbeit als Freiwillige an.

Bei den Bewohnern überwog das Vergnügen, mit anderen zusammen zu sein und sich an schöne Dinge zu erinnern, die Trauer über die tragischen Erlebnisse von Krieg und Verfolgung.

Das Projekt bewirkte bei ihnen:
- die Stärkung von Identität und Selbstwertgefühl,
- eine größere Bereitschaft zu sozialen Kontakten,
- die Weitergabe von Wissen und Erfahrungen an die Nachgeborenen,
- bessere und engere Beziehungen untereinander;
- in einigen Fällen war eine Verringerung von depressiven Zuständen (bei Bewohnern wie bei ihren Angehörigen) zu verzeichnen.

Der leitende Geriater der Einrichtung zu den Auswirkungen des Projektes:

Die Ergebnisse sind eindrucksvoll und überzeugend. Die Angehörigen haben veränderte Beziehungen zu ihren Eltern wie zu anderen Angehörigen entwickelt. Sie wollen sich zukünftig mehr um ihre Eltern kümmern und sind jetzt nicht mehr so stark von deren Veränderungen ver-

stört. Vielmehr können sie deren Vergangenheit mehr Bedeutung beimessen.

Die dementiell erkrankten Bewohner akzeptieren sich selbst besser. Sie hatten im Projekt die Möglichkeit, sich auf emotionale Weise an Begebenheiten ihrer Vergangenheit zu erinnern. Das hilft ihnen nun dabei, mit den anderen Heimbewohnern in Kontakt zu treten.

Arlette Goldberg
Fondation Rothschild, Paris

Erinnern und pflegen

Eine Projektskizze

Im Folgenden werden Konzept und Ergebnisse des Projektes *Erinnern und pflegen* dargestellt, das die praktische Basis für dieses Buch liefert. Das Projekt war vielschichtig angelegt und wurde mit enormem persönlichen Einsatz durchgeführt. Es profitierte in hohem Maße von seinem Modellstatus und von der Dynamik, die aus der Zusammenarbeit über viele Ländergrenzen entstand. Dennoch – und das bewies schon die Flexibilität, mit der in allen 16 Projektorten mit dem Konzept verfahren wurde – gibt es viele Möglichkeiten, die im Projekt *Erinnern und pflegen* entwickelten und erprobten Ideen an jeweils vorhandene Gegebenheiten anzupassen.

Bei dem EU-geförderten Projekt *Erinnern und pflegen* (im englischen Titel »Remembering Yesterday, Caring Today«) ging es darum, Angehörige, die ihre Kranken zu Hause versorgen, mit den Methoden der Erinnerungspflege vertraut zu machen und ihnen so Anregungen zur positiven Gestaltung des Pflegealltags zu geben. Sie sollten die Erfahrung machen können, dass es wie eine gute Medizin wirkt, wenn sie sich bei aller Belastung immer wieder einmal Zeit nehmen, mit ihrem Kranken nach vorhandenen Erinnerungsinseln zu suchen und sich mit ihm über die Geschichten zu freuen, die auf diese Weise zutage gefördert werden. Auch die Angehörigen selbst hatten Gelegenheit, in ihren Erinnerungen zu schwelgen. Sie erfuhren ganz unmittelbar, wie vergnüglich eine Reise in die Vergangenheit im geselligem Kreis sein kann und welche Kraft der Einzelne daraus zieht. Mit der Erinnerungspflege wurde den Familien ein Weg gezeigt, die Beziehung zu dem Kranken zu bereichern und positive Gefühle zu stärken. Gleichzeitig boten die Gruppentreffen auch Raum für die Angehörigen, sich mit der durch die Demenz veränderten Situation auseinanderzusetzen und um das zu trauern, was durch die Erkrankung unwiderruflich verloren geht.

Es wurde versucht, Familien zur Teilnahme zu gewinnen, die erst vor relativ kurzer Zeit mit der Krankheit konfrontiert worden waren. Wir sehen die Erinnerungspflege als einen Ansatz, der gerade in den konflikthaften frühen Phasen, in denen Angehörige wie Erkrankte sich besonders schwer tun mit der veränderten Situation, helfen kann, die Krankheit zu akzeptieren. Wir sprachen die Teilnehmer über ambulante Dienste und Tagespflegestätten, über Ärzte, die Medien und die lokalen Alzheimer-Initiativen an. Insgesamt nahmen 75 Erkrankte und 83 Angehörige an den Gruppen quer durch Europa teil. Die Stadien der Demenz waren ganz unterschiedlich. Es zeigte sich, dass ein großer Teil der Familien – mit Ausnahme derer, die über eine Tagespflegestätte zur Teilnahme motiviert worden waren – bislang kaum Hilfen für die Versorgung in Anspruch genommen hatten.

Bei allen Angehörigen gab es ein großes Bedürfnis, sich über die Betreuungssituation auszutauschen und Informationen über die Erkrankung und mögliche Hilfen zu erhalten. Vor allem bei den ersten Treffen gab es hierfür Raum. Da dies nicht im Zentrum des Projektes stand, wurden die Familien ermutigt, sich an Selbsthilfegruppen und Beratungsangebote zu wenden.

Das Projekt hatte eine mehrwöchige Vorbereitungsphase, in der sich die Teams fanden – insbesondere auch freiwillige Helfer/innen geworben wurden und eine Einführung in die positive Demenzpflege und die Erinnerungspflege erfolgte. Parallel ging es um die Ansprache von interessierten Familien. Diese wurden dann, soweit möglich, zu Hause besucht, um über das Projekt informiert zu werden und ein erstes gegenseitiges Kennenlernen zu ermöglichen.

Insgesamt umfasste das Projekt 18 Treffen im wöchentlichen Rhythmus. Begonnen wurde mit vier Treffen ausschließlich für die Angehörigen. Hier ging es darum, den Angehörigen einen Eindruck von der Erinnerungspflege zu geben. Es wurden Übungen zur personen-orientierten Kommunikation und Hinweise über Krankheitsbild und Unterstützungsmöglichkeiten gegeben. Das wichtigste aber war, einander über den Austausch von Erinnerungen näher zu kommen und erste Schritte auf dem Weg zu einer Gruppe zu gehen.

Während dieser Angehörigentreffen wurden Betreuungsmöglichkeiten für die Kranken organisiert. Einige der Familien (in London und Bradford) brachten ihre Partner jedoch einfach mit, und so wurde dort spontan in einem Nebenraum eine Betreuungsgruppe durch freiwillige Helfer eingerichtet. In der Folge zeigte sich, dass diese Kranken sehr viel mehr von dem Projekt profitierten, trafen doch auch sie sich wöchentlich und fühlten sich dadurch stärker in das Gesamtgeschehen einbezogen.

Ein Ehemann berichtete, dass seine Frau sich sehr auf jedes Treffen freute und es nicht mochte, wenn er allein zu den Angehörigentreffen ging, obwohl eine freiwillige Helferin während dieser Zeit bei ihr war. (OSLO)

Danach trafen sich in wöchentlichem Wechsel die Angehörigen gemeinsam mit ihren Erkrankten und wieder die Angehörigen für sich (an den oben erwähnte Orten mit der Möglichkeit der parallelen Betreuung für die Erkrankten). Bei den Angehörigentreffen ging es um

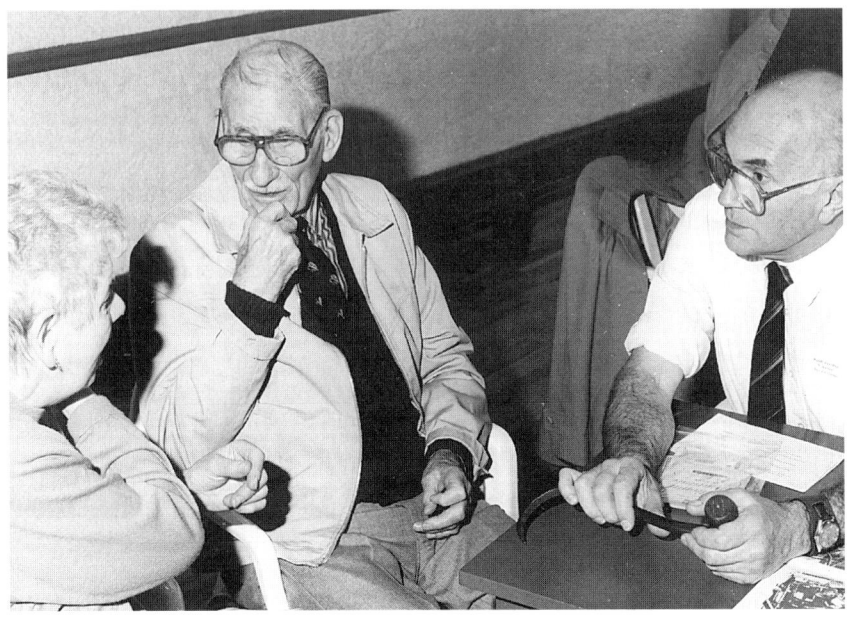

die Auswertung der vorangehenden und die Vorbereitung der nächsten Sitzung. Dies geschah vor allem durch praktische Erinnerungsübungen zum vorgesehenen Thema. So fanden die Angehörigen bereits Gelegenheit, ihre Geschichten zu erzählen und erhielten Anregungen, ihre Kranken zu Hause einzustimmen. Sie wurden gebeten, Photos und andere Materialien mitzubringen. Immer gab es auch einen Austausch darüber, wie die letzte Woche verlaufen war und ob es den Familien gelungen war, zu Hause Erinnerungen zu pflegen. Den Angehörigen wurde angeboten, auf vorbereiteten Blättern eine Art »Tagebuch« zu schreiben – nicht alle nahmen das Angebot an, manchen jedoch wurde es zu einer großen Hilfe.

Ein besonderes Merkmal des Projektes *Erinnern und pflegen* war die Zusammensetzung der Teams: Nicht nur arbeiteten Menschen ganz unterschiedlicher Berufsgruppen mit, es gab auch eine bunte Mischung

Der zeitliche Ablauf
des Projektes Erinnern und pflegen

ca. 2 Monate vorab:
- Zusammenstellen des Projektteams
- Einführungstrainings für das Projektteam
- Information von Multiplikatoren über das Vorhaben
- Raumsuche
- Finanzierungsplan
- Öffentlichkeitsarbeit

2 bis 3 Wochen vorab:
Interviews und Hausbesuche bei interessierten Familien

18 wöchentliche Gruppentreffen von ca. zwei Stunden Dauer

1. bis 4. Woche:
Angehörigentreffen zum Kennenlernen der Erinnerungspflege und dem Vertrautwerden mit dem Team

5., 7., 9. ,11., 13., 15., und 17. Woche:
Gemeinsame Treffen mit Angehörigen und Erkrankten zur praktischen Erinnerungspflege

6., 8., 10., 12., 14., 16. und 18. Woche:
Treffen der Angehörigen zu Reflexion und Vorbereitung der gemeinsamen Treffen;
nach Möglichkeit parallel Betreuungsgruppen für die Kranken

Während der gesamten Projektzeit:
die Angehörigen probieren zu Hause Übungen zur Erinnerungspflege anzuwenden

Nach Ende der Gruppentreffen:
Abschlussinterviews mit den Teilnehmern

Drei Monate später:
Auswertungsbericht der wissenschaftlichen Begleitung

aus hauptamtlichen Kräften, Honorarkräften und freiwilligen Helfern. So war es möglich, das erforderliche Zahlenverhältnis zwischen Teilnehmern und Mitarbeitern zu erreichen, und nur so gewann das Projekt seine besondere Dynamik und Qualität. Sozialarbeiter, eine Theaterleiterin, ein Architekt, Pflegekräfte, Erzieherinnen, eine Schauspielerin, eine Ärztin, Psychologen, Ergotherapeuten, eine Heimleiterin, eine Soziologin und ein Historiker waren darunter. Über die Gruppe der Freiwilligen wurden noch viele andere Berufsgruppen und Kompetenzen in die Arbeit eingebracht.

Als Theaterleiterin verfügte ich zwar über umfangreiche Erfahrungen in der Arbeit mit den Erinnerungen alter Menschen. Doch ich fühlte mich recht unsicher, wie ich mit den dementiell Erkrankten umgehen sollte und welche Ansätze bei ihnen funktionieren würden. Daher war es schon sehr beruhigend, dass eine Psychiatrieschwester und eine Ärztin mit langjähriger Praxis im Bereich der Demenz mit mir zusammen arbeiten würden. Für sie war das Projekt eine einmalige Gelegenheit zu erleben, wie künstlerische Formen des Zugangs zur Erinnerung zur Bereicherung der Kommunikation genutzt werden konnten. Und sie nahmen die solchermaßen gewonnenen neuen Einsichten mit in ihre eigentlichen Berufsfelder. (LONDON)

Projektergebnisse

Die Ergebnisse der wissenschaftlichen Begleitforschung lassen sich wie folgt zusammenfassen:

a) Das Projekt konnte belegen, dass die Erkrankten durch vielfältige kreative Methoden angeregt wurden, sich zu erinnern und in der Gruppe oder mit Einzelnen zu kommunizieren.

b) Die Idee der Erinnerungspflege konnte an die pflegenden Angehörigen erfolgreich vermittelt werden. Das Maß, in denen es gelang, erinnerungsbezogene Aktivitäten in den Alltag zu integrieren, schwankte indes stark von Familie zu Familie.

c) Die pflegenden Angehörigen unterschieden sich zu Projektbeginn sehr in ihrer Einstellung zur Demenz und in ihren Bewältigungsstilen. In den abschließenden Interviews erklärten die meisten, nunmehr besser mit der Krankheit klar zu kommen. Die Zahl derer, die die Krankheit akzeptieren konnten, hatte zugenommen.

d) Die Teilnehmer nahmen gerne am Projekt teil. Viele stellten eine Verbesserung ihrer sozialen Kontakte fest. Zwischen den teilnehmenden Familien und den Mitarbeitern entwickelten sich intensive und stützende Beziehungen.

e) Die Ergebnisse waren in allen Ländern vergleichbar. Einkommenssituation, soziale Schicht, Bildungsgrad, Geschlechtszugehörigkeit und Verwandtschaftsgrad zeigten keinen Einfluss auf Teilnahmebereitschaft und Erfolg.

f) Es hing von der Art der Beziehung innerhalb der Familien ab, wie schnell die pflegenden Angehörigen bereit waren, ihre Kranken in der Obhut anderer zu lassen. Dies beeinflusste auch die dementiell Erkrankten. Es gibt Anhaltspunkte dafür, dass sie am meisten profitierten, wenn sie im selben zeitlichen Umfang in das Projekt einbezogen waren wie ihre Angehörigen.

g) Wer entlastende Hilfen annehmen kann, hat schon einen großen Schritt auf dem Weg zu Akzeptanz der Demenz getan. Als niederschwelliges Angebot war das Projekt besonders wertvoll für die Familien, die bislang keinerlei Dienste in Anspruch genommen hatten.

h) Das Projekt hatte günstige Auswirkungen auf die beteiligten Tagespflegeeinrichtungen: Die Beziehung zwischen der Einrichtung und dem Zuhause wurde für die Erkrankten enger. Die Einstellung der Familien zur Tagespflege verbesserte sich.

i) Nicht nur die Angehörigen und ihre Kranken hatten viel Spaß an den Treffen. Auch Mitarbeiter und Freiwillige Helfer werteten ihr Engagement positiv. Sie erklärten, viel über die Lebenssituation der von Demenz betroffenen Familien gelernt zu haben.

Schlussfolgerungen:

Wir sind der Überzeugung, dass der Ansatz des Projektes *Erinnern und pflegen* ein Bestandteil in der Aus- und Fortbildung von Pflegemitarbeitern sein sollte. Verbessert wird hierdurch die Kompetenz im Umgang mit den Erkrankten. Gleichzeitig kann die gegenüber dem Pflegealltag veränderte Kommunikationsstruktur zu Kranken und ihren Familien als wirksames Mittel gegen das burn-out von Pflegekräften angesehen werden.

Die ermutigenden Ergebnisse des Projektes legen nahe, dass der Ansatz von *Erinnern und pflegen* innerhalb der Strukturen, die Dienste für Demenzkranke vorhalten, weiter verbreitet und etabliert werden sollte.

Wünschenswert wäre eine systematischere Erforschung der Wirkungsweisen der Erinnerungspflege und die Entwicklung differenzierterer Praxiskonzepte, als in einem Pilotprojekt mit seinen sehr engen finanziellen Rahmen möglich war.

Ein Erinnerungsprojekt durchführen

Wie kann man nun ein Erinnerungsprojekt durchführen?

Man braucht ein unterstützendes Team, ausreichend Mittel, eine passende Örtlichkeit, klare Ziele und Aufgabenstellungen und die Definition der Zielgruppe. Man wird sich überlegen müssen, wie das Projekt an Schwung gewinnt und sich diesen erhält. Wie kann das Projekt dokumentiert und evaluiert werden und wie gestaltet man den Abschluss?

So notwendig exakte Planung und durchdachte Durchführung für ein Erinnerungsprojekt sind, so wichtig sind doch auch Improvisation, Spontanität und Einfühlungsvermögen. In jeder Gruppe wird eine eigene Atmosphäre herrschen. Die Befindlichkeit der Erkrankten kann sich rapide verändern, so dass die Angehörigen in einem ständigen Prozess der Auseinandersetzung mit ihrer Lebenssituation sind.

Zielsetzung

Von der Definition der Zielsetzung des Erinnerungsprojektes wird abhängen, in welchem institutionellen Rahmen die Arbeit stattfindet. Erinnerungsangebote für dementiell Erkrankte können Bestandteil der Tagesstrukturierung in einer Tagespflegeeinrichtung oder einem Heim sein. Sie können auch im Mittelpunkt einer weitgehend ehrenamtlich organisierten Betreuungsgruppe für zu Hause lebende Erkrankte stehen. Die Arbeit ist dann längerfristig angelegt als kreative Form der gemeinsamen Freizeitgestaltung. Dann wird man versuchen, die Angehörigen als willkommene Gäste und Helfer einzubeziehen. Diese Erwartungen sollten den Angehörigen mitgeteilt werden, damit sie sich entsprechend vorbereiten und einlassen können.

Bei dem europäischen Erinnerungsprojekt gingen wir noch ein Stück weiter: Wir wollten die Angehörigen an dem Erinnerungsprozess so beteiligen, dass sie daraus Anregungen für den eigenen Umgang mit den Erkrankten gewinnen konnten. Daher wurde auch Zeit für das ausführliche Gespräch mit den Familien eingeplant.

Als weitere Variante ist denkbar, Familien, die von Demenz betroffen sind, zu Hause zu besuchen und dort mit ihnen zu arbeiten. Diese Form wurde etwa im Projekt von den österreichischen Partnern gewählt, da es sich – aus den unterschiedlichsten Gründen – als schwierig erwies, Gruppentreffen durchzuführen. Begleitend fanden dort Angehörigentreffen statt.

Es gilt, den zeitlichen Rahmen zu definieren, in dem man die Erinnerungsgruppe durchführen möchte. Dies sollte allen Beteiligten mitgeteilt werden. Viele Gruppen treffen sich acht oder zehn Mal in wöchentlichem Abstand. Diese Zahl hat sich bewährt, um einen gewissen Gruppenprozess zu ermöglichen. Immer wird man überlegen müssen, wie die Gruppentreffen abgeschlossen werden und was mit den Teilnehmern geschieht, wenn ein Projekt zu Ende ist.

In den meisten Orten des europäischen Projektes treffen sich die ehemaligen Gruppenteilnehmer in unterschiedlicher Form weiterhin. So organisiert in Kassel einer der Angehörigen einen monatlichen gemeinsamen Spaziergang, in Blackheath gibt es auf Einladung des Erinnerungszentrums in größerem Abstand Zusammenkünfte.

Zielgruppe

Für Planung und Durchführung ist es entscheidend, welchen Personenkreis man ansprechen möchte.

- Soll es eine gemeinsame Erinnerungsgruppe für die Kranken und ihre Angehörigen sein oder geht es nur um die dementiell Erkrankten?

- Will man sich an Menschen wenden, die sich in einer bestimmten Phase der Krankheit befinden – die etwa ganz am Anfang stehen und daher noch über relativ viele Kompetenzen verfügen? Sie werden dann noch sehr aktiv an den Erinnerungsübungen teilnehmen können, haben aber möglicherweise große Schwierigkeiten, die Diagnose zu akzeptieren.

- Vielleicht will man auch – wie etwa das Projekt in Oslo – nur Ehepaare ansprechen, da anzunehmen ist, dass sich aufgrund ihrer ähnlichen Lebenssituation schnell ein guter Kontakt ergibt. Vielleicht sucht man sich – wie das Projekt in Leuven – Teilnehmer, bei denen sich jeweils zwei Familienangehörige zur Mitarbeit bereit erklären (etwa Ehefrau und Sohn des Erkrankten), weil man sich von der Präsenz unterschiedlicher Generationen mehr Offenheit verspricht.

- Vielleicht soll sich das Projekt auch gezielt an die Nutzer bestimmter Dienste wenden – also Gäste von Tagespflegestätten (die Projekte in Leuven und Amsterdam waren so angelegt). Dann ist die Werbung der Teilnehmer relativ einfach und man kann Angebote für die Angehörigen in die Zeit legen, in der die Kranken sich in der Einrichtung aufhalten. Zudem profitiert die Tagespflegestätte als Einrichtung von dem Angebot.

Die Erfahrungen aus den europäischen Projekten zeigen allerdings, dass auch eine sehr heterogene Gruppenzusammensetzung erfolgreich sein kann. Aufgrund ihres Alters und ihres Eingebundenseins in andere Bezüge erwiesen sich pflegende Kinder oft als aktiver und offener für Neues und motivierten so die pflegenden Ehepartner, die wiederum aufgrund ihrer Generationenzugehörigkeit sehr einfallsreich waren im Hervorzaubern von Erinnerungen.

Auch war es kein Problem, wenn Kranke mit sehr unterschiedlichem Leistungsvermögen sich in der Gruppe trafen. Es schien mitunter bei dementiell Erkrankten das Bedürfnis anzusprechen, anderen zu helfen und ihnen emotionale Wärme entgegenzubringen.*

Beim ersten Treffen fragte Frau B. (76 Jahre) ihren Ehemann, was sie denn bei all den alten Leuten zu schaffen habe. Schon bald freundete sie sich aber mit Frau S. an, einer etwa gleichaltrigen dementiell erkrankten Teilnehmerin und war von nun an sehr um deren Wohlergehen besorgt: Sie führte sie gerne im Raum herum, kümmerte sich darum, dass Frau S. auch etwas zu Trinken bekam und so weiter. (KASSEL)

Für teilnehmende Angehörige ist die Information wichtig, dass die Krankheitsverläufe sehr unterschiedlich sind, damit sie nicht von der starken Beeinträchtigung einer Person darauf schließen, dass ihr Angehöriger zwangsläufig eines Tages das identische Verhalten zeigen wird. Wenn man auf die schwerer beeinträchtigten Teilnehmer gezielt eingehen kann, werden auch sie sehr von der Gruppe profitieren, sich wohl und angeregt fühlen. So kann sich etwa ein freiwilliger Helfer neben jemand setzen, der sehr schwer hört und ihm noch einmal mit klarer

---

* vgl. Müller-Hergl, Christian: Dementia Care Mapping, unveröffentlichtes Manuskript, Dortmund/Paderborn 1997, S. 6f.

Stimme mitteilen, was gesagt wird. Zusätzlich können optische Hilfen gegeben werden.

Ich gab dem kranken Mann ein Notenblatt, und plötzlich begann er zu singen. (OSLO)

Auch jemand, der kaum noch etwas sehen kann, wird die Gruppensituation schätzen, wenn man ihn dadurch einbezieht, dass er Gegenstände berühren kann und an ihnen schnuppert. Zusätzlich kann man ihm erklären, was auf Fotos und anderen Abbildungen zu sehen ist und was in der Gruppe vor sich geht.

Ganz ähnlich wird man durch die individuelle Zuwendung oft erreichen, dass jemand, der gewöhnlich sehr unruhig ist und es nie lange in einem Raum, geschweige denn auf einem Stuhl aushält, sich konzentrieren kann und Interesse an der einen oder anderen Aktivität findet.

In den ersten beiden Treffen mussten einige der Teilnehmer mehrfach die Toilette aufsuchen. Dies war später, als sie sich immer wohler fühlten und stärker am Geschehen beteiligten, nicht mehr der Fall. (LONDON)

Das Team

Die Erinnerungspflege mit dementiell Erkrankten wird um so erfolgreicher und befriedigender sein, je individueller und intensiver man auf die Teilnehmer eingehen kann. Das bedeutet, dass sich möglichst viele Mitarbeiterinnen und Helfer um die Kranken – und gegebenenfalls auch deren Angehörige – kümmern sollten. Um dieses günstige Zahlenverhältnis zu erreichen, sollte man versuchen, möglichst viele

Personen – seien es bezahlte Kräfte oder freiwillig Tätige – zur Mitarbeit zu gewinnen.

Eine Mischung unterschiedlicher Talente und Qualifikationen im Team haben sich dabei sehr bewährt, können sie sich doch dadurch in der Arbeit ergänzen und bereichern. Nicht nur Frauen (wie dies in Altenarbeit und Pflege die Regel ist) sollte man zur Mitarbeit gewinnen, sondern auch Männer. Erinnerungen sind nicht nur generationsspezifisch geprägt, sie hängen auch stark von geschlechtsspezifischen Erfahrungen ab und es zeigte sich immer wieder, wie sehr gerade die dementiell erkrankten Männer es genossen, einen älteren Mann als Gesprächspartner zu haben.

Die Projektleitung

Es ist optimal, wenn zwei Personen die Verantwortung für das Projekt übernehmen können. So ist fachliche Ergänzung und Unterstützung möglich. Angesichts der Vielfalt der Aufgaben ist eine Arbeitsteilung anzuraten, etwa:

- Wer ist für die Öffentlichkeitsarbeit, wer für das Herrichten des Gruppenraumes verantwortlich?
- Wer hat mehr Expertenwissen über dementielle Erkrankungen und kann an vorhandene Hilfsdienste vermitteln?
- Wer kümmert sich um die freiwilligen Helfer?
- Wer verfügt über Erfahrungen in der Erinnerungspflege und kümmert sich um Erinnerungsgegenstände, wählt Musikstücke aus und überlegt sich weitere Anreize?
- Wer schließlich fühlt sich verantwortlich für Finanzierung, Dokumentation und die Evaluation des Projektes?

Wir waren drei hauptamtliche Mitarbeiter im Projekt: Ein Historiker, eine Ergotherapeutin und eine Sozialarbeiterin. Die unterschiedlichen Ausbildungen ergänzten sich und wir waren ein starkes, flexibles Team, in dem viel voneinander gelernt wurde. (KOPENHAGEN)

Freiwillige und andere Mitarbeiter

Das »Erinnerungsnetzwerk/Süddeutschland« ist ein Zusammenschluss von interessierten Fachkräften und engagierten Bürgerinnen und Bürgern, die – im Anschluss an die Beteiligung im Projekt *Erinnern und pflegen* – den Ansatz der Erinnerungspflege in Projekten für bürgerschaftliches Engagement und in der Arbeit mit Älteren fördern und verbreiten wollen. (BETA-Projekte Baden-Württemberg/Bürgerschaftliches Engagement in der Tagespflege)

In verschiedenen Heimen werden mit starker Beteiligung von Freiwilligen regelmäßig angeboten:

- Erinnerungsstunden in Pflegeabteilungen und in der Tagespflege,
- offene Erinnerungsereignisse (bei Festen, in Programmcafés, bei Modeschauen,
- Milieugestaltung mit Erinnerungsgegenständen (in Vitrinen, Schautafeln, als »Nähstube«
- durch die Einrichtung von Erinnerungszimmern in Heimen und Tagespflegestätten*.

Um das erforderliche günstige Zahlenverhältnis zwischen Teilnehmern und Mitarbeitern zu erreichen, wird man nicht nur mit bezahlten Kräften arbeiten können. Auch wenn Angehörige in die Gruppenarbeit ein-

---

* vgl.: Reich, Brigitte; Steiner, Irene: Erinnerungspflege. Kreative Biographiearbeit mit demenzkranken und hochbetagten Menschen. Materialien. Kirchheim 1999

bezogen sind, werden sie nicht immer diejenigen sein, die ihre Kranken motivieren, sich an die Vergangenheit zu erinnern. Freiwillige Helfer, Freunde oder weitere Verwandte der Familie sollten daher zur Mitarbeit gewonnen werden. Je nach der örtlichen Situation, kann man freiwillige Helfer finden. Manchmal erreicht man sie über Freiwilligenagenturen oder Nachbarschaftshilfen, manchmal hilft eine Anzeige in der Tageszeitung. Das Projekt eignet sich auch hervorragend als Trainings- und Praktikumsort für Pflegeschüler oder Sozialarbeitsstudenten. Es ist gar nicht so wichtig, dass jemand über Erfahrungen in der Arbeit mit dementiell Erkrankten verfügt, viel wichtiger ist, dass ihm die Zielsetzung des Projektes einleuchtet und er daran Spaß findet.

Teambildung

In wenigsten zwei Vorbereitungstreffen sollten sich die Mitarbeiter auf das Vorhaben einstimmen können. Jeder muss ausreichend über die Zielsetzung, den fachlichen Hintergrund und den organisatorischen Ablauf informiert sein. Alle sollen Gelegenheit haben, ihre Fragen und Ideen einzubringen. Wer noch nie mit dementiell erkrankten Menschen zu tun hatte, wird Informationen über das Krankheitsbild wünschen und über die Lebenssituation der Familien, die von Demenz betroffen sind. Am besten entwickelt sich ein Teamgefühl, wenn ein paar gemeinsame praktische Übungen durchgeführt werden. Betreibt man miteinander bereits etwas Erinnerungspflege, lernen sich die Mitarbeiter auf eine partnerschaftliche und unterhaltsame Art kennen und bekommen einen Eindruck davon, was in den zukünftigen Gruppentreffen stattfinden wird. Hilfreich sind auch Kommunikationsübungen, die für den Umgang mit den Kranken sensibilisieren.

Die Mitarbeiter sind zur Verschwiegenheit zu verpflichten über die Geschichten, die ihnen die Kranken und Angehörigen erzählen werden. Dies gilt grundsätzlich, auch wenn – wie in all unseren Projekten der Fall – die Angehörigen und Kranken durchaus bereit sind, die Ergebnisse einer Öffentlichkeit zu präsentieren.

So wie Erinnerungspflege und positive Demenzpflege ihr Augenmerk auf die Fähigkeit und Stärken der Teilnehmer richten, sollten auch die Mitarbeiter – gleichgültig, welche Vorkenntnisse sie mitbringen – die Möglichkeiten haben, ihre besonderen Talente herauszufinden und einen befriedigenden Platz im Team zu finden. Bei der Arbeit mit dementiell Erkrankten muss oftmals intuitiv und situationsbezogen reagiert werden – um so wichtiger also, dass die Mitarbeiter im Team sich aufeinander verlassen können und sich in ihren jeweiligen Beiträgen anerkannt fühlen.

Zwei kontrastierende Aussagen von Freiwilligen:

Ich weiß nicht so recht, was ich über das Projekt sagen soll. Sie wissen ja, ich habe nur den Kaffee gekocht, Kuchen serviert und abgewaschen. (OSLO)

Das Projekt öffnete einem wirklich die Augen, weil man sah, was man alles tun kann, um die Lebensqualität eines Demenzkranken zu verbessern. (LONDON)

Eine Erfahrung des europäischen Projektes war, dass die Erinnerungspflege allen Beteiligten in einem so hohem Maße Befriedigung, Faszination und Freude brachte, dass ein jeder – gleich welche fachliche Voraussetzung er oder sie mitbrachte – mit Energie, Kreativität und Spaß bei der Sache war.

Dieses Projekt ist spannender und vergnüglicher als vieles andere, mit dem ich sonst zu tun habe. Bei allen bringt es völlig ungeahnte Talente zum Vorschein. (KASSEL)

Das muss schon eine gewaltige Sache sein, dass sie so viel Energie und Begeisterung lostritt. (STOCKHOLM)

Sonst reden wir immer mit den Angehörigen, wie man mit den Problemen fertig werden kann – hier nehmen wir uns viel mehr Zeit für die positiven Seiten. (BRADFORD)

Es ist einfach gut, gleichzeitig mit den Kranken und ihren Angehörigen zu arbeiten. Meistens arbeiten wir entweder mit der einen oder der anderen Gruppe. Dieser Ansatz bringt auch uns Profis eine ganze Menge. (BRÜSSEL)

Praktische Tipps

Treffpunkt

Das Erinnerungsprojekt braucht Räumlichkeiten, die einigermaßen ruhig und abgeschlossen sind. Sie sollten gut zugänglich – »barrierefrei« – sein und über eine Teeküche verfügen. Gut ist es, wenn man dort auch Aktivitäten nachgehen kann, die möglicherweise Schmutz hinterlassen – also etwa gemeinsames Backen, Malen mit Wasserfarben oder Hantieren mit Putzmitteln. Man sollte Bilder und Blätter an die Wände anbringen können. Wenn man direkten Zugang zu einem Garten oder Hof hat, können Aktivitäten ins Freie verlagert werden. Mit einer stimmungsvollen und sicheren Atmosphäre in gemütlicher Umgebung ist bereits eine wesentliche Voraussetzung für den Erfolg der Unternehmung geschaffen.

Tische und Stühle sollten sich variabel stellen lassen, damit man sich auch in kleinen Gruppen zusammensetzen kann. Weiterer Raum ist erforderlich, um Erinnerungsgegenstände auszulegen und sich etwa beim Tanzen oder Rollenspiel frei zu bewegen. Günstig ist natürlich Stauraum für das erforderliche Arbeitsmaterial.

Es empfiehlt sich, dass die Teilnehmer bei der Gruppenarbeit um einen Tisch sitzen können – möglichst oval oder rund –, der ihnen räumliche Orientierung und Sicherheit gibt.

Der Tisch hat für Demenzkranke eine wichtige Funktion. Da sie keine Raumorientierung mehr haben, wissen sie nicht, wo oben und unten ist usw. Der Tisch gibt ihnen einen Anhaltspunkt zur Orientierung, wo sie sich im Raum befinden. Damit ist der Tisch ein Bezugspunkt für die Demenzkranken. *

Es ist Dienstag und der Himmel ist grau. Ein paar Regentropfen teilen mir mit, dass ich mich warm anziehen muss. Aber in meinem Herzen scheint die Sonne. Voller Ungeduld denke ich an all die Freunde, die ich bald in dieser kleinen Wohnung in der Rue de Soldat 114 mitten in Brüssel treffen werde, ganz nah an der großen Koekelberg Basilika. Wir haben uns eine Wohnung im ersten Stock in einem ganz normalen Mietshaus ausgesucht, genau über einem Küchenausstatter. Wir sind schließlich kein Heim!

Endlich bin ich da. Während ich die paar Stufen hinaufsteige, habe ich bereits Kaffeeduft in der Nase. Alles ist warm und freundlich. Wie schön, hier zu sein!

Die Fotos, die wir letze Woche gemacht haben, stecken am Spiegel. Sie bringen mir den letzten Dienstagnachmittag wieder zurück. Einer nach dem anderen trifft ein. Wir umarmen uns und wissen, dass wir uns alle kennen.

»Hallo, Claire.«

»Hallo, wie schön es hier ist. Wie zu Hause.... aber, dich kenn' ich doch!«

Die bequemen Sofas laden zum Hinsetzen ein.

»Herzlich willkommen. Ich freue mich so, euch zu sehn!«

Ich denke an Gaston, der vor kurzem an Demenz erkrankt ist. Der Programmablauf und die Stimmung unserer Nachmittage helfen ihm beim Erinnern.

---

* Schaade, Gudrun: Ergotherapie bei Demenzerkrankungen. Ein Förderprogramm. Berlin 1998, S. 30

Nachdem wir uns zur Begrüßung umarmt haben, spürt er die vertraute Atmosphäre. Fünf Minuten später sitzen alle bequem um den gedeckten Kaffeetisch – genau wie vor zwei Wochen. Gaston wendet sich nach rechts, legt seine Hand auf Ferdis Schulter und sagt mit strahlendem Lächeln: »Ich bin so glücklich, euch alle wiederzusehen.«

Als wir die Angehörigen und die Erkrankten fragen, wie es ihnen bei unseren Treffen gefalle, loben sie alle die Intimität der Wohnung.

Claire: »Hier können wir lachen und uns wie zu Hause fühlen.«

Gaston: »Diese Treffen sind für mich die besten Augenblicke.«

Helen (seine Frau): »Ich sehe in diesem Ort und in diesen Treffen eine Hilfe für die isolierten Familien, die auch psychisch sehr belastet sind. Für meinen Mann ist ja der Arzt da, aber ich fühle mich allein und brauche genauso Verständnis und Trost wie der Rest der Familie. Für mich ist diese Wohnung wie ein Schutzraum, in dem ich mich selbst aufbauen kann, um mit der neuen Persönlichkeit meines Mannes zurecht zu kommen, ich kann hier stärker werden.«

Ferdi: »Ich komme hierher, um die Löcher in meinem Gedächtnisspeicher zu ersetzen.«

Die Wohnung hat Nähe und Freundschaft hervorgebracht und jedem die Möglichkeit gegeben, seinen Platz zu finden. Es gibt viel Raum, sich mitzuteilen und gehört zu werden. Jeder weiß, dass es so richtig ist. Diese Wohnung ist ein Ort, der es jedem leichter macht, sich gleichwertig zu fühlen: Keine Pflegenden, keine Kranken, keine Leiter ... Freunde, halt. (BRÜSSEL)

Die Erinnerungsprojekte in London und Oslo fanden in den dortigen Erinnerungszentren statt, deren Räumlichkeiten wie kleine Museen des Alltags vollgestellt sind mit Objekten aus der ersten Hälfte des 20. Jahrhunderts und jeden, der eintritt, bereits einladen, sich auf eine Erinnerungsreise zu begeben.

Das Brüsseler Projekt mietete sich für die Dauer der Gruppentreffen eine kleine Wohnung an. Sie wurde mit gebrauchten Möbeln eingerichtet und mit erinnerungsträchtigen Objekten ausgeschmückt.

Uhrzeit

Dementiell Erkrankte sind häufig in den Vormittagsstunden besonders leistungsfähig und aufgeschlossen, viele Therapieangebote in Heimen und Tagespflegestätten finden um diese Zeit statt. Will man die Angehörigen für eine Teilnahme gewinnen, muss man sich jedoch auf deren Zeitplanung einstellen. Manche sind berufstätig und können erst am späten Nachmittag oder in den Abendstunden kommen – eine Zeit, zu der etwa ältere pflegende Ehepartner, vor allem in den Wintermonaten, nicht mehr gerne aus dem Haus gehen. Für sie sind die Vormittage allerdings mit Hausarbeit und Besorgungen ausgefüllt, so dass man sie am ehesten für den frühen Nachmittag gewinnen kann. Es wird auf die Zielgruppe ankommen, für welche Zeit man sich entscheidet und auf die Möglichkeiten, geeigneten Räume zu nutzen.

Unsere Gruppe traf sich am frühen Abend, da viele der pflegenden Angehörigen noch berufstätig waren. Auf diese Art konnten wir unsere Treffen mit einem leichten Nachtmahl verbinden, was erheblich zur Geselligkeit beitrug. (LEUVEN)

Transport

Dementiell Erkrankte sind oft gut zu Fuß und die Angehörigen bewegen sich mit ihnen entweder im privaten Pkw oder mit öffentlichen Transportmitteln über beträchtliche Entfernungen – auch eine Möglichkeit, der mit der Krankheit verbundenen Unrast und Isolation zu entkommen. Dennoch sollte berücksichtigt werden, dass es für manche Teilnehmer schwierig ist, bestimmte Orte zu einem festen Termin aufzusuchen. Hier muss etwa in Zusammenarbeit mit bestehenden sozialen Diensten, durch Freiwillige oder aber auch in Absprache mit anderen Teilnehmern eine Fahrmöglichkeit arrangiert werden.

Geld

Durch die Förderung der EU und die Unterstützung, die die einzelnen Projekte vor Ort erhielten, brauchten bei *Erinnerungen pflegen* keine Teilnahmegebühren erhoben zu werden. Dies ist natürlich immer die angenehmste Art, ein Gruppenangebot durchzuführen. Viele der Familien sind durch die Demenzerkrankung eines Mitgliedes zu beträchtlichen Ausgaben gezwungen, für die die Pflegeversicherung – wie bekannt – nur in begrenzten Umfang Entlastung bedeutet. Allerdings ist der Aufwand für die Treffen, will man sie in der rechten Atmosphäre und mit den gewünschten Mitteln durchführen, nicht unbeträchtlich. Man kann also durchaus prüfen, ob nicht ein kleiner Kostenbeitrag erhoben wird – im Interesse, dass derartige Angebote überhaupt stattfinden.

Bezieht man pflegende Angehörigen in die Treffen ein, so sollte man klären, ob eine (Mit)Finanzierung durch die Pflegekassen im Rahmen ihrer Förderung der Angehörigenarbeit möglich ist.

Partner

Wer ein Erinnerungsprojekt durchführt, wird auf irgendeine Weise mit Organisationen und Institutionen zusammenarbeiten, die sich mit der sozialen Arbeit, der Gerontopsychiatrie oder der Demenz im engeren Sinne befassen. Insbesondere, wenn man die große Zahl der Familien ansprechen will, die ihre Kranken zu Hause versorgen, muss man damit rechnen, dass der Zugang schwierig ist. Hier bietet es sich an, auf möglichst viele Partner zuzugehen, die mit den Betroffenen zu tun haben und sie auf das Angebot aufmerksam machen können. Als Kooperationspartner bietet sich die lokale Alzheimer-Gesellschaft oder die Selbsthilfegruppe der Angehörigen von Alzheimer-Kranken an.[*]

Die zweite wichtige Gruppe der Ansprechpartner sind die Hausärzte und die Fachärzte für Neurologie und Psychiatrie. Im Schnitt betreut jeder Hausarzt in der Bundesrepublik Deutschland 25 bis 30 Patienten, die dementiell erkrankt sind – es wird indes von Arzt zu Arzt sehr unterschiedlich sein, inwieweit er die Krankheit erkennt und seine Patienten auf entsprechende Angebote aufmerksam machen wird. Oftmals mag es günstiger sein, die Sprechstundenhilfen über das Angebot zu informieren.

Als Partner bieten sich Gesundheitsämter und psychiatrische Krankenhäuser an – insbesondere, wenn diese einen gerontopsychiatrischen Schwerpunkt haben.

Wichtig ist ferner, die ambulanten, teilstationären und stationären Einrichtungen der Altenhilfe als Multiplikatoren zu gewinnen, wenn sie nicht selbst Träger des Angebotes sind. In vielen Städten und Gemeinden gibt es Beratungsstellen für ältere Menschen – sie sind in ihrer täglichen Arbeit häufig mit Fragen zur Demenz befasst und sicher an der Unterstützung eines Gruppenangebotes interessiert.

Werbung

Handzettel, Plakate und Pressemeldung sind Möglichkeiten, auf ein Erinnerungsangebot aufmerksam zu machen. Es wird darauf ankommen, in welchem Rahmen eine Gruppe stattfindet und welche Kooperationspartner man als Multiplikatoren gewinnen kann. Man sollte sich

---

[*]   Aktuelle Informationen über die bestehenden regionalen Alzheimergruppen und Gesellschaften erhält man über die Deutsche Alzheimer-Gesellschaft; Anschrift im Adressenverzeichnis am Ende des Buches

immer bewusst machen, dass es von der Information über ein Angebot (etwa aus der Zeitung, einem Aushang oder durch einen Handzettel, den man als Angehöriger irgendwo eingesteckt hat) bis zur tatsächlichen Teilnahme noch eines großen Schrittes bedarf. Hier ist es wichtig, Personen zu gewinnen, die der Familie den Schritt in die Gruppe erleichtern. Der Hinweis des Hausarztes, einer Beraterin oder – am besten – die Motivation durch einen gleichfalls betroffenen Angehörigen, sind die wirksamste Ansprache.

Kontaktaufnahme

Welche Gruppenzusammensetzung man auch immer plant, wenn irgend möglich sollte vorab persönlicher Kontakt zu den Teilnehmern aufgenommen werden. Wenn die Kranken noch zu Hause leben, bietet sich ein Hausbesuch an. (Bei Heimbewohnern kann der Besuch auf dem Zimmer wichtige Anregungen geben und der Beginn einer tragfähigen Beziehung sein). Ein Hausbesuch bietet die Möglichkeit, mit den Familien über die Idee des Projektes zu sprechen und zu klären, ob der Teilnahme praktische Hindernisse im Wege stehen (etwa Transportprobleme). Auch eine erste Möglichkeit der Beratung über Hilfsangebote ergibt sich so.

Ebenso wichtig sind die Informationen, die man bei diesem Besuch über den Erkrankten erhält, aus dem sich wichtige Anhaltspunkte für die konkrete Durchführung des Projektes ergeben. Neben Angaben zu Alter, Familienstand, Gesundheitszustand und Versorgungssituation wird man bereits einiges herausfinden können über das Leben der zukünftigen Projektteilnehmer: Woher stammen sie, welche Berufe haben sie ausgeübt, welche Interessen prägten das Leben? Diese Informationen sollten nicht als »Steckbrief« verstanden werden, auf die man die Teilnehmer gleichsam festnagelt – die Philosophie der Erinnerungspflege ist es ja gerade, dass man offen ist und neugierig auf alles, was die Teilnehmer durch entsprechende Motivierung, Stimmung und Schlüsselworte aus den Tiefen ihrer Erinnerungsschätze hervorzubringen vermögen. Doch erhält man eine erste Orientierung und wird sie im Laufe des Projektes durch viele Erfahrungen ergänzen und erweitern können.

Gibt solch ein Besuch den Mitarbeitern die Möglichkeit, einen Eindruck von der Lebenssituation und den alltäglichen Belastungen der Familie zu gewinnen, so lässt er ihn wahrscheinlich auch bereits erkennen, welche Anknüpfungspunkte im unmittelbaren Umfeld, dem Haus, der Wohnung oder dem Zimmer des Erkrankten für die Erinnerungspflege vorhanden sind. Im Garten stehen vielleicht ein altes Fahrrad oder Gartengeräte, die auf eine einst wichtige Aktivität verweisen, im Wohnzimmer hängen Fotos und Urkunden. Alte Möbel oder eine Pfeifensammlung dokumentieren bestimmte Vorlieben. Oftmals haben die Angehörigen gar keinen Blick mehr für die Bedeutsamkeit, der sie alltäglich umgebenden Objekte. Werden sie darauf aufmerksam gemacht, greifen sie meist gerne die Hinweise auf, bringen einiges davon in die Treffen mit oder nutzen, was zu Hause vorhanden ist, für die Erinnerungspflege in den eigenen vier Wänden.

Führen zwei Mitarbeiter diese Hausbesuche durch, besteht die Möglichkeit, dass einer der beiden sich mit dem Kranken befasst, während der andere mit dem Angehörigen Hintergrundinformationen und eher krankheitsbezogene Informationen austauscht. Allerdings sollte es am Ende des Besuchs zu einem gemeinsamen Gespräch kommen, damit beide – der Kranke wie sein Angehöriger – von möglichst gleicher Ausgangsbasis in das Projekt einsteigen. Diese Methode wurde in

Oslo und Kopenhagen erfolgreich angewandt. In Oslo wurden bei diesen Besuchen die freiwilligen Helferinnen mit der Familie bekannt gemacht, die während der Angehörigentreffen die Betreuung der Erkrankten in der Wohnung übernahmen.

Dokumentation und Auswertung

Wer ein Erinnerungsprojekt plant, sollte sich überlegen, wie er seine Arbeit dokumentieren und in ihrer Wirksamkeit nachweisen kann. Dies ist nicht nur von Interesse für mögliche Geldgeber, sondern eine gute Möglichkeit, die eigene Arbeit zu reflektieren und gegebenenfalls zu verändern. Je nach der verfügbaren Zeit und den Zielen, die mit dem Projekt verfolgt werden, wird sich Umfang und Art von Dokumentation und Auswertung ergeben.

Die Auswertung kann sich mit den unterschiedlichsten Aspekten eines Projekts befassen. Die drei wichtigsten Fragen aber sind:

- Wie gut erreichte das Projekt seine Ziele?
- Welche Teile der Arbeit waren erfolgreich, welche nicht?
- Wie profitierten die Teilnehmer von dem Projekt?

Überlegt man für die einzelnen Ziele und deren mögliche Unterziele auch gleich Formen, in denen ein Erfolg oder Misserfolg »gemessen« werden kann, fällt die Auswertung leichter.

Beispiel für ein Auswertungsraster:

Zielsetzung: Das Vergnügen und die Bedeutung des Erinnerns aufzeigen

Aufgabenstellung	Nachweis
1. **Teilnehmer zu motivieren, sich an Erinnerungs- aktivitäten zu beteiligen**	a) Anwesenheitsliste b) Aufzeichnungen des Gruppenleiters c) Aufzeichnungen des Beobachters d) Informationen der Angehörigen (möglichst schriftlich) e) Aufzeichnungen der Bemerkungen von Angehörigen f) Aussagen und Aktivitäten der Erkrankten
2. **Teilnehmer in die Lage zu versetzen, dass ihnen die Erinnerungsaktivitäten Freude machen**	a) Anzeichen des Vergnügens notieren (Lächeln, strahlende Augen usw.) b) Veränderungen im Verhalten (Teilnehmer wollen nicht mehr so häufig zur Toilette, bleiben länger wach usw.) c) Grad der Aufmerksamkeit d) Unerwartete Fähigkeiten, sich zu erinnern e) Spürbare Bemühung, sich mitzuteilen
3. **Darauf hinzuwirken, dass die Teilnehmern von den Erinnerungsaktivitäten profitieren**	a) Angehörige berichten von positiven Veränderungen b) Erkrankte werden mitteilsamer c) Erkrankte gewinnen an Selbstsicherheit d) Erkrankte treten von sich aus in Kontakt zu anderen e) Angehörige berichten über Veränderungen zu Hause: Man unternimmt mehr gemeinsam, es gibt mehr soziale Kontakte, die Familien nehmen externe Hilfen an

Weitere Zielsetzungen könnten sein:

- Die Angehörigen sollen selbst kleine Erinnerungsaktivitäten durchführen.
- Die Angehörigen sollen Entlastungsangebote annehmen.
- Die Erkrankten sollen Teilnehmer der Gruppe oder bestimmte Rituale wiedererkennen.

Die Ziele sollten realistisch sein und man muss sich überlegen, welche Wirkungen wie nachzuweisen sind. Vielleicht müssen Ziele und Belege der Wirksamkeit im Verlauf eines Projektes an die realen Gegebenheiten angepasst werden. Möglicherweise stellt sich heraus, dass das Ziel, jeden zum Sprechen zu bringen, aufgrund des Gesundheitszustandes der Teilnehmer nicht einzulösen ist. Es mag viel angemessener sein, sich statt dessen darauf zu konzentrieren, die Aufmerksamkeit der Teilnehmer während des Treffen zu erhalten und auf Zeichen von Zufriedenheit und Vergnügen zu achten.

Im Projekt *Erinnern und pflegen* zeigte sich, dass es für die Teilnehmer am wichtigsten war, in den Gruppentreffen soziale Kontakte und Vergnügen zu finden. Dies war in den ursprünglichen Projektkonzepten gar nicht als Hauptziel aufgenommen worden, bildete aber ein wesentliches Kriterium für den hohen Grad der Teilnahme und scheint eine wichtige Voraussetzung gewesen zu sein, dass sich die Angehörigen für neue Erfahrungen und neues Lernen öffnen konnten.

Statistik

Am leichtesten lassen sich die sozio-demographischen Daten (Alter, Geschlecht, Familienstand, Wohnsituation, frühere Berufstätigkeit) erheben, wenn es Gelegenheiten zu einem individuellen Vorgespräch zu Hause gibt. Andernfalls kann man die Teilnehmer bitten, bei einem Gruppentreffen die erforderlichen Angaben auf eine Liste einzutragen, mit der gleichzeitig Anschriften und Telefonnummern erfragt werden. (Auch die Geburtstage der Teilnehmer sind in diesem Zusammenhang leicht zu ermitteln und können dann bei den Treffen gemeinsam begangen werden.)

Im Allgemeinen sind nur wenig Daten für die Gruppenarbeit nötig, da derart »objektive« Werte für die individuelle Situation oft nur von wenig Relevanz sind und eine Gruppengröße von 8 bis 12 Teilnehmern nur eine geringe Basis für statistische Auswertung bietet. Sollte man allerdings Erinnerungsgruppen über einen längeren Zeitraum planen oder sich mit anderen Projekten austauschen wollen, bis hin zu gemeinsamen Auswertungen, können diese Daten interessant werden.

Wenn im europäischen *Erinnern und pflegen* Projekt viele der Gruppen auch nur 6 bis 12 Teilnehmer hatten (jeweils zur Hälfte Angehörige und Erkrankte), so lieferte doch die gemeinsame Auswertung aller Projekte eine solide und aussagekräftige Datenbasis.

Bericht über die Treffen

Eine schriftliche Grobplanung des Ablaufs der Treffen und die Planung jeder einzelnen Sitzung bieten die Grundlage festzustellen, inwieweit die Ziele jeweils erreicht werden konnten.

Möglichst kurz nach den Treffen niedergeschrieben, sind Aufzeichnungen über den Verlauf, besonders erfolgreiche oder misslungene Aktivitäten eine wichtige Gedankenstütze und Hilfe für die weitere Planung dieser und anderer Gruppen. Wurden interessante Geschichten erzählt oder klappten Interventionen gut, ist es schön, wenn man

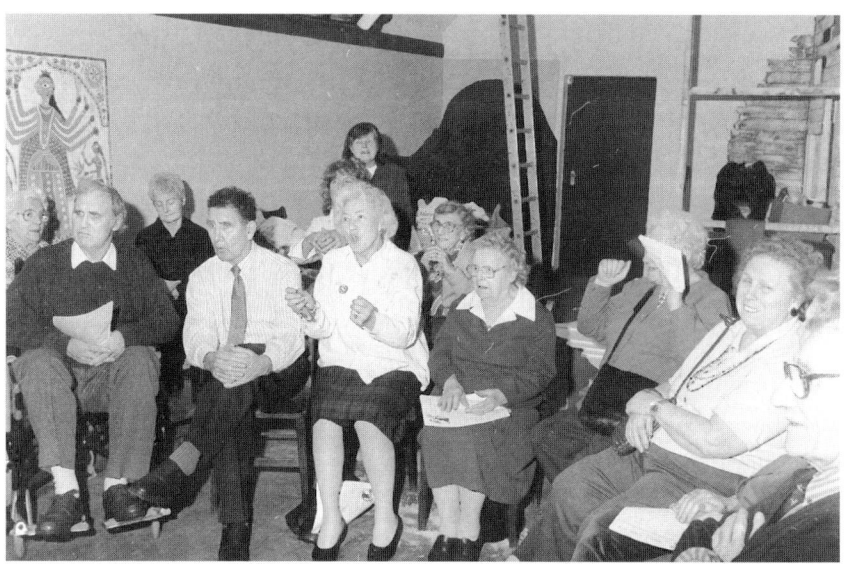

Beginn mit einem wohlbekannten alten Lied

sie sich schriftlich als Anregungen für die Zukunft erhält. Oft freuen sich die Teilnehmer, wenn ihre Erinnerungen anderen zugänglich gemacht werden. Hierzu sollte man aber immer deren Einverständnis einholen, gegebenenfalls in schriftlicher Form.

Bericht eines Erinnerungstreffens in Oslo
(Beispiel 1)

5. Treffen

Heute waren zum ersten Mal die dementiell Erkrankten dabei. Zwei freiwillige Helferinnen unterstützten die einzelnen Teilnehmer. Da sie bei den Hausbesuchen bereits dabei waren, kannten sie die Gruppenmitglieder.

Wir begrüßten jeden einzelnen und boten Kaffee, Limonade und Kuchen an. Wir unterhielten uns und sangen ein paar Lieder. Einige der Teilnehmer waren erst sehr schweigsam, machten aber mit, als sie vertraute Melodien erkannten. Wir sprachen über die Kindheitserinnerungen, die durch das Singen angestoßen worden waren.

Wir hatten die Angehörigen gebeten, einen Gegenstand mitzubringen, mit dem ihr Ehepartner Erinnerungen verbinden würde. Einige hatten Bücher dabei, die etwas aus ihrem früheren Leben schilderten; einer brachte eine alte Singer-Nähmaschine.

Wir schauten die Bücher an und konzentrierten unsere Aufmerksamkeit dabei auf die Erkrankten, wir stellen ihnen alle möglichen Fragen. Auch diejenigen, die nicht antworten konnten, schienen diese Zuwendung zu genießen. Sie wurden immer lebhafter, je weiter die Zeit voranschritt. Eine der erkrankten Teilnehmerin begann schließlich in einiger Ausführlichkeit über die Kriegsjahre zu sprechen, über die sie mit ihrem Ehemann schon etwas aufgeschrieben hatte. Sie erinnerte sich auch, dass gestern ihr Hochzeitstag gewesen war. Wir sangen das Lied »Mit diesem Ring....« was ihr sichtlich Vergnügen bereitete.

Wir baten die Teilnehmer dann um Erinnerungen, die mit der Nähmaschine in Verbindung standen. Dabei kam allerhand zur Sprache, wiewohl wir manchmal den Eindruck hatten, dass die Angehörigen für ihre Kranken einsprangen oder sogar verhinderten, dass diese zum Zuge kamen. Sie fürchteten wohl, dass die Kranken Probleme mit der Formulierung haben oder gar nichts sagen würden.

Es war richtig spannend, die Paare zu beobachten, wenn es auch manchen Angehörigen schwer zu fallen schien, die Wortfindungsstörungen und die Unvorhersehbarkeit der Beiträge der Kranken zu akzeptieren. Wir müssen beim nächsten Angehörigentreffen unbedingt darauf eingehen.

Aufgaben für die Angehörigen bis zum nächsten Treffen:
- Schreiben Sie auf, was Ihnen bei Ihrem Partner heute aufgefallen ist.
- Notieren Sie, an was Sie sich in dieser Woche zu Hause gemeinsam erinnern konnten.

Den Abschluss bildete ein Kirchenlied, das früher oft im Unterricht gesungen wurden. Hier sangen die Teilnehmer nicht so mit wie bei den Liedern am Anfang.

Bericht eines Erinnerungstreffens in Oslo
(Beispiel 2)

6. Treffen (nur mit den Angehörigen; nach Ostern)

Begrüßungsrunde: Wie haben Sie die Osterfeiertage verbracht?

Danach kamen die folgenden beiden Fragen zur Sprache:

- Wie hat es Ihrem Kranken bei uns das letzte Mal gefallen?
- Wie fühlten Sie sich bei dem gemeinsamen Treffen?

Allen Kranken hatte es sehr gut in der Gruppe gefallen. Die Teilnehmer meinten, das habe wohl daran gelegen, dass man mit ihnen und nicht über sie gesprochen habe – und auch nicht über ihre Köpfe hinweg. Auch den Angehörigen selbst hatte es viel Freude gemacht. Wir redeten darüber, wie schwer es einem fällt, wenn man beobachtet, wie der Mensch, dem man am nächsten steht, sich merkwürdig benimmt. Wir denken, es ist wichtig, hierüber ganz offen zu sprechen.

Als »Hausaufgabe« hatten wir die Angehörigen gebeten, auf die Erinnerungen zu achten, die sich in der Woche einstellten. Sie hatten wohl verstanden, dass man mit Gegenständen und Fotos Erinnerungen anregen kann, es war ihnen aber nicht leicht gefallen, dies in der Praxis umzusetzen. Wahrscheinlich brauchen sie noch mehr Übung, damit es richtig klappt.

Wir baten die Teilnehmer um Anregungen für Lieder. Sie schlugen einiges vor und waren der Meinung, dass fröhliche Melodien zu

unseren Treffen besser passten. Wir machten die Kommunikations-
übung, bei der man Rücken zu Rücken sitzt und probierten dann aus,
wie sich Erinnerungen über Riechen stimulieren lassen (wir reichten
eine Flasche mit Jod herum).

Schließlich betrachteten wir eine alte Landkarte aus dem ersten
Weltkrieg und sprachen über Erinnerungen, die sich dabei einstellten.

Anwesenheitslisten

Aus der Anwesenheitsliste lassen sich Erkenntnisse über die Akzeptanz
eines Projektes gewinnen. Man sollte also jede Woche notieren, wer
teilnimmt und umgehend nachfragen, wenn Teilnehmer nicht kommen. Dadurch zeigt man den Familien, dass man sie in der Gruppe
schätzt und sich um ihr Wohlergehen kümmert. Falls die Familien
weitergehende Beratung und Unterstützung bei ihrer Alltagsbewälti-
gung benötigen, wird man dies in der Arbeitszeit einkalkulieren müssen oder wissen, an welche Stellen man weiterverweisen kann.

Teilnehmende Beobachtung

Ein still dabeisitzender Beobachter kann eine ausgezeichnete Quelle für
Informationen über das Gruppengeschehen sein. Hierzu könnte man
einen Freiwilligen ermuntern oder aber reihum stellt sich einer der Mitarbeiter zur Verfügung. Man wird die Teilnehmer in die Entscheidung
einbeziehen müssen, damit sie nicht das Gefühl haben, beurteilt zu

werden. Wenn man sich für diese Methode entscheidet, ist dafür zu sorgen, dass sie auf einfühlsame Weise erfolgt und die Anwesenden nicht irritiert.

Ein Beobachter kann sich auch ganz auf einen einzelnen Teilnehmer konzentrieren und aufschreiben, wie dieser sich zu den unterschiedlichen Aktivitäten und Stimmungen, die in der Gruppe herrschen, verhält.

Der Beobachter kann sich auch in eine Kleingruppe integrieren, um die dort stattfindenden Prozesse zu verfolgen. Im Laufe der Zeit lässt sich auf diese Weise gut erfassen, wie sich die Teilnehmer fühlen: Sind sie entspannt und aktiv? Von welchen Angeboten profitiert wer am meisten? Man wird sein Augenmerk dabei etwa auf die Körpersprache lenken. Man kann notieren, ob die Kranken sich auch ohne ihre Angehörigen auf Neues einlassen und auf den Grad ihrer Aufmerksamkeit und Involviertheit in das Geschehen achten.

Aufzeichnungen eines Treffens zum Thema »Ausgehen« (London)

Wir begannen dann, über Musik zu sprechen, und das schien Edith eher zu interessieren. Erinnerungen aus ganz unterschiedlichen Phasen ihres Lebens kamen zum Vorschein. Sie standen zueinander in keinerlei Zusammenhang, außer, dass sie alle etwas mit Musik zu tun hatten: »Als ich jünger war, lernte ich Klavier spielen.... Ich spielte alles, was die Lehrerin verlangte. ..... Wir hatten so ein Grammophon mit einem großen Trichter...«

Als ich sie bat, mir genau zu erklären, wie dies ausgesehen habe, war sie sehr erstaunt, dass ich es nicht wusste. Ich holte Papier und Farbstifte und bat sie, es mir aufzumalen: »Na, lass mich mal nachdenken. Weißt du wirklich nicht, wie es ausgesehen hat? Es war so eine Art von Kiste und darauf steckte ein Trichter.« Edith zeichnete mit großer Konzentration und erläuterte bereitwillig, was sie gerade machte. Sie akzeptierte, dass ich mir währenddessen Notizen machte, nachdem ich erklärt hatte, dass ich mir so alles, was sie sagte, besser merken könne. »Hier kam die Schallplatte hin und sie schickte die Musik durch den Trichter nach oben.«

Die Zartheit der Zeichnung Ediths war so bemerkenswert wie ihre Konzentration. Sie hörte nicht auf zu zeichnen, bis sie mit dem Ergebnis zufrieden war. Es war ihr wichtig, die richtigen Farben zu finden und sie malte den Korpus ganz mit gelber Farbe aus: »Damals waren sie meistens messingfarben. Da kam es raus und dorthin hat man die Schallplatte gelegt. Der Trichter war so kupferfarben, denke ich. Hier führt es herum.«

Inzwischen lieferte Olive mit ihrem Klavierspiel eine Art Hintergrundmusik zu den Gesprächen. Dies trug zur Entspannung der Teilnehmer bei und ließ sich als Anknüpfungspunkt für Gespräche nutzen.

Besonders Edith reagierte sehr positiv auf die Klaviermusik – sie reagiert eigentlich auf alles positiv. Sie wippte mit dem Fuß und wiegte den Kopf und zeichnete immer noch mehr: »Ich werde das hier wohl ein wenig stärker machen (die Farbe des Korpus). Das Teil sollte eher gerade sein, es war wie ein Stamm, der sich nach oben ausweitet. Mir hat immer Walzer gefallen. Eigentlich alle Musik. Ich sang fast immer in einem Chor.«

Als wir uns über die Schallplatten unterhielten, die auf dem Grammophon gespielt wurden, gesellte sich eine der Freiwilligen dazu und weckte die Erinnerung durch ein paar berühmte Namen. »Nelson Eddy« wurde genannt und Edith erinnerte sich an ihn: »Er war Tenor, er spielte in Filmen mit Jeanette MacDonald.«

Edith fiel der Text des Liedes »Trees« ein und sie begann, sich auf andere Anwesende zu beziehen. Sie amüsierte sich über Jim James, der in einem anderen Teil des Raumes laute Töne von sich gab.

Die freiwillige Helferin versuchte, Ediths Erinnerung an weitere Liedtexte anzuregen. Aber es fiel ihr leichter, die Namen von Sängern und die Art, wie sie sangen, zu nennen: »Jeanette MacDonald, die war doch Sopran. Dann kennen wir Paul Robeson, nicht? Billy Cotton, der hatte eine Kapelle, nicht?«

Fotos

Im Laufe des Projektes äußerten die Angehörigen von sich aus den Wunsch, einen Vertreter der regionalen Zeitung in die Gruppe einzuladen, um auf ihre Situation aufmerksam zu machen. Die Teilnehmer waren sehr stolz auf den anschließend in der Zeitung erschienen Bericht. Es war für sie ein weiterer Schritt zur Akzeptanz des Lebens mit der Demenz. (KASSEL)

Fotos, die man während der Gruppentreffen macht, um für die Teilnehmer das Geschehen festzuhalten, können natürlich auch zur Dokumentation der eigenen Arbeit dienen. Manchmal ergibt sich ein Pressetermin, von dem man ebenfalls Fotos erhält. Im Umgang mit Zeitung, Radio und Fernsehen gilt es größtes Fingerspitzengefühl zu zeigen und der Schutz der Persönlichkeit der Erkrankten wie der Angehörigen hat höchste Priorität.

Aufgrund des Fotos von sich und seiner erkrankten Frau erhielt ein Angehöriger zahlreiche Briefe und Anrufe weit entfernt lebender ehemaliger Kollegen. Wenn er auch durchaus zugestimmt hatte, von dem Journalisten fotografiert zu werden, berichtete er über die unverhofft große Resonanz mit gemischten Gefühlen. Es war ihm doch immer noch wichtig, dass die Situation seiner Ehefrau nicht allen bekannt wurde. (KASSEL)

Nach Abschluss des Projektes sind Fotos eine wertvolle Hilfe bei der Erstellung einer Dokumentation oder Ausstellung, die das Interesse einer weiteren (Fach-)Öffentlichkeit auf die Erinnerungspflege und diese Form des Umgangs mit dementiell Erkrankten lenken kann.

Das Brüsseler Projekt stellte aus den Fotos, die während der Treffen gemacht wurden, eine eigene kleine Broschüre zusammen, die den Teilnehmern als Andenken und den interessierten Kollegen als Anregung diente.

Video

Videoaufnahmen liefern vielfältige Informationen über das Gruppen
geschehen. Sie zeichnen den Grad an Aktivitäten ebenso auf wie die Art
der Interaktion, verbale wie nonverbale Kommunikation. Sie sind also
ideal, um die eigene Arbeit zu analysieren und Veränderungen im Vorgehen zu planen. Videoaufnahmen können eine wertvolle Hilfe bei der
Fortbildung sein und bei allen möglichen Anlässen auf eindrucksvolle
Weise über die Arbeit informieren.

Die norwegische Gruppe produzierte einen einfühlsamen und stimmungsvollen
Film über das *Erinnern und pflegen* Projekt mit deutschem Kommentar, mit dem
sich sehr gut die Erinnerungspflege mit dementiell Erkrankten und ihren Angehörigen zeigen lässt.

Wieder versteht sich von selbst, dass Videoaufnahmen nur mit Einverständnis der Beteiligten gemacht werden und sie über den Zweck des
Filmens informiert sind. Im Allgemeinen wertet man die Gruppenarbeit durch den Einsatz von derartigen Medien auf, man sollte aber
immer berücksichtigen, dass es ein großes und berechtigtes Anliegen
der Angehörigen ist, die Würde der Erkrankten gewahrt zu wissen.

Berichte der Angehörigen

Wo Angehörige beteiligt sind, sollte man sie fragen, ob sie nicht eine
Art »Tagebuch« führen möchten, in dem sie aufschreiben, was ihnen
während der Treffen und vor allem zu Hause aufgefallen ist. Für viele
Angehörige ist eine derartige schriftliche Arbeit ungewohnt und sie
sind durch ihre Betreuungsarbeit zu belastet, sich darauf einzulassen.
Andere Angehörige greifen die Anregung gerne auf, ist damit doch

auch ein Stück Selbstreflexion verbunden. Diese Berichte sind natürlich besonders wertvoll, wenn sie anderen Familien zur Verfügung gestellt werden können und als Ausgangspunkt von Gesprächen dienen.

Aus dem Tagebuch einer pflegenden Angehörigen (Stockholm)

Wir haben in der Gruppe über unsere erste Arbeitsstelle geredet und über den Lohn usw. Einige Gegenstände angesehen, wie alte Friseurutensilien und eine alte Schreibmaschine.

Mutter hat über ihre Erfahrungen bei ihrer ersten Arbeit geredet. Es fiel ihr aber schwerer die Worte und Erinnerungen zu finden als vor ein paar Tagen, als wir allein zu Hause waren. Sie schien etwas eingeschüchtert vor so viel Menschen zu reden, aber ich glaube, es machte ihr doch Spaß. Es war wirklich nett für mich zu beobachten, wie sie die Lockenschere bewegte, um zu zeigen, wie man sie abkühlte. Sie wusste immer noch, wie es funktionierte!

Als wir zu Hause darüber sprachen, erinnerte sie sich ganz gut (hatte nur ein paar Schwierigkeiten, die Worte zu finden). Mutter wurde aber traurig, als ich fragte, was sie mit ihrem ersten Lohn gemacht hatte. Als ich fragte, was los sei, sagte sie: »Erzähl mir nicht, dass meine Mutter gegangen ist ....., das ist sie doch nicht, oder?« Danach haben wir über Oma geredet. Schließlich erinnerte sich Mutter, dass sie tot ist (eigentlich hat sie es die ganze Zeit gewusst, weil sie so traurig war.) Mutter dachte, es sei schon merkwürdig, dass sie sich gar nicht an Großmutters Beerdigung erinnern könne. Aber als ich ihr alles beschrieb und sagte, dass Oma im Ersta Krankenhaus gewesen war, erinnerte sie sich an einige Begleitumstände. Plötzlich erwähnte sie noch andere Menschen und sagte, dass die auch alle tot seien (was stimmte). »Fast alle sind gegangen, jeder, den man kannte, das ist so traurig«, sagte Mutter. Sie war bewegt und aufgewühlt, aber sie wollte darüber sprechen.

Aus dem Tagebuch einer pflegenden Angehörigen (Bradford)

Letzen Freitag ging Tom zum ersten Mal zur Woodward Court Tagespflege. Es scheint ihm gefallen zu haben. Ich muss sagen, ich bin froh, dass es so gut klappte. Wir hoffen, dass dies der erste von vielen Besuchen sein wird. Er trifft neue Menschen, und es kann ihm nur gut tun, mit anderen etwas zu unternehmen.

Als ich diese Woche den Esstisch polierte, sagte Tom, er erinnere sich, dass der Tisch seiner Mutti gehört habe, und wie sie mit der Familie daran gegessen hätten. Dadurch fiel ihm auch wieder ein, dass seine Mutter schon in mittleren Jahren gestorben war. Das versetzte mich in etwas gemischte Gefühle, weil ich weiß, wie Tom seine Mutti geliebt hat. Aber ich bin doch froh, dass er sich daran noch erinnern konnte.

Teilnehmereinschätzung

Es ist nicht einfach nachzuweisen, dass das Projekt auf die Erkrankten dauerhafte positive Auswirkungen hat. Die Demenz schreitet auf jeden Fall voran und ein Erinnerungsprojekt kann nicht das Gedächtnis der Kranken verbessern. Es kann auch nicht die Pflege für die Angehörigen einfach und problemlos zaubern. Während des Projektes mögen zudem beträchtliche Veränderungen im Leben der Kranken eintreten: Es kann zu einer Phase der Verschlechterung kommen, es kann sein, dass sie sich an neue Pflegearrangements gewöhnen müssen. Dadurch werden simple »Vorher – Nachher« Effekte kaum nachweisbar sein, denn nie können die Einflüsse des Projektes isoliert vom übrigen Leben gemessen werden. Es gibt keine Standardtests, die auf einfache Weise signifikante Veränderungen bei Angehörigen oder Kranken aufgrund einer bestimmten Intervention – wie etwa eines Erinnerungsprojektes – beweisen. Doch können Einschätzungsbögen, die nach dem Projekt von den Pflegenden ausgefüllt werden und Interviews mit ihnen durchaus Auswirkungen aufzeigen. Sie sind gleichzeitig eine reiche Quelle für Aussagen der Kranken.

Wie ihre Tochter berichtete, erinnerte sich Winifred überhaupt nicht an das Projekt und konnte nie sagen, was bei einem bestimmten Treffen passiert war. Doch als es nach sechs Monate zu einem Wiedersehenstreffen kam, zeigte sie ganz deutlich, dass sie jetzt einen fröhlichen Nachmittag mit alten Bekannten erwartete. Wir müssen also ganz offen gegenüber allen Phänomenen sein, die belegen, dass dementiell Erkrankte Erfahrungen speichern können und starke Assoziationen bilden – auch wenn sie diese nicht in Worte fassen. (BRADFORD)

Mays Tochter Pat gab an, dass ihre Mutter viel Spaß an den Treffen hatte, aber unmittelbar danach zu Hause überhaupt nichts mehr erinnerte. Später allerdings, als die alte Dame sich einige Tage bei ihrer Enkelin (Pats Tochter) aufhielt, erzählte sie dieser anscheinend vieles von den Projekttreffen: Dass sie dort gerne hinging, dass sie alle mit dem Vornamen ansprachen, dass sie einmal alle gespielt hatten, ins Kino zu gehen. Und dass sie dort eine Freundin habe, mit der sie sich jedes Mal unterhielt. (LONDON)

Natürlich kann man auch die Kranken direkt über ihre Einschätzung befragen. Sie werden oft sehr präzise benennen können, was ihnen an den Treffen wichtig ist.

Zum abschießenden Angehörigentreffen, bei dem es um die gemeinsame Auswertung des Projektes ging, brachte Herr S. entgegen unserer Erwartung seine kranke Ehefrau mit. Sie, die wie gewöhnlich still lächelnd neben ihrem Mann saß, sagte mit einem Mal laut und vernehmlich: »Am besten war, dass immer so viel gelacht wurde.«

Nachbefragung

Nimmt man nach Projektende noch einmal Kontakt zu den Teilnehmern auf, kann man aus zeitlicher Distanz ihre Einschätzungen erfahren:

- Was war besonders wichtig, erfreulich und hilfreich?
- Hat sich in ihrer Situation durch die Teilnahme etwas verändert?
- Welche Kritikpunkte und Schwierigkeiten möchten sie mitteilen?

Ein kurzer Abschlussbericht kann eine wichtige Information für die Öffentlichkeit sein. Für die Verantwortlichen der Trägerorganisation mag er die Grundlage sein, weitere Angebote zu finanzieren.

Erinnerungspflege als Gruppenaktivität

Wer dem Modell des *Erinnern und pflegen* Projektes folgen will, das heißt, gemeinsame Gruppentreffen für pflegende Angehörige und ihre Erkrankten durchführt, findet in diesem Kapitel einige hilfreiche Vorschläge.

Einführungstreffen für Angehörige

Die ersten Treffen dienen dem gegenseitigen Kennenlernen und Vertrautwerden der Beteiligten. Einige Angehörige mögen sich durch die Erkrankung ihres Partners zunehmend isoliert haben und nun ein großes Bedürfnis zeigen, über ihre Erfahrungen mit anderen zu sprechen. Diesem Bedürfnis sollte durchaus Raum gegeben werden, doch ist klar zu stellen, dass ein Erinnerungsprojekt nicht die Funktion einer Angehörigengruppe erfüllen kann. Die Erfahrung zeigt indes, dass die Erinnerungsübungen den Teilnehmern helfen, einander näher zu kommen und sich verstanden und angenommen zu fühlen. Von Anfang an wird also die Zielrichtung der Gruppenarbeit deutlich gemacht und eine zeitliche Begrenzung für die Diskussion von Problemen der Pflege gesetzt.

Wir haben bei uns eine Eieruhr als Signal für die Teilnehmer mitten auf den Tisch gestellt: So hatten alle vor Augen, wieviel Zeit für die Abhandlung der Alltagsprobleme zur Verfügung stand, und wann es mit dem eigentlichen Erinnern losging. (AMSTERDAM)

Bei den Einführungstreffen geht es vor allem darum, die Angehörigen mit dem Ansatz der Erinnerungspflege vertraut zu machen und ihnen zu zeigen, auf welche Weise sie ihnen beim Umgang mit ihren Erkrankten helfen kann. Dazu gibt man den Teilnehmern am besten möglichst viel Gelegenheit, selbst in Erinnerungen zu schwelgen. Dadurch lernen sie einander kennen und es eröffnen sich viele Anknüpfungspunkte jenseits der belastenden Pflegethematik.

Wichtig ist es, den Angehörigen zu verdeutlichen, dass es bei der Erinnerungspflege darum geht, in geselliger Runde Freude am Austausch mit anderen zu haben und nicht um die möglichst »korrekte« Beantwortung bestimmter Fragen. Jeder auch noch so subtile Leistungsdruck, der auf die Kranken ausgeübt wird, kann diesem Ziel im Wege stehen.

Kommentare von Angehörigen:

Ich bin dankbar, dass ich meine Erfahrungen mit so netten Menschen teilen konnte. Wenn wir auch nicht viel darüber sprechen, was jetzt in unserem Leben passiert, so macht es uns doch so viel Freude, einander von früher zu erzählen. (LONDON)

Für mich ist es eine positive Erfahrung, andere Betroffene kennenzulernen und unsere Ansichten auszutauschen. Der freundliche und positive Geist unseres Zusammenseins macht daraus ein Ereignis, das – abgesehen von allem anderen – unsere Einsamkeit mildert. Teilzunehmen bedeutet für mich Entspannung und Trost und praktischen Rat. (HELSINKI)

Als Ergebnis des Projektes spreche ich mit meiner Frau über gemeinsame Erinnerungen. Es ist das erste Mal seit vielen Jahren, dass wir wieder auf gleicher Ebene miteinander sprechen können. (AMSTERDAM)

Mir macht es richtig Freude zuzusehen, wie meine Mutter mit anderen umgeht. Sie antwortet, nimmt Anteil und macht auf solch reizende Weise bei allem mit – sie braucht sich hier mit gar niemand zu streiten. (LONDON)

Ich habe bis jetzt eigentlich gar nicht gewusst, wie meine Mutter gelebt hat. Ich merke, dass ich das wohl früher hätte herausfinden sollen. Ich werde jetzt anfangen, mit meinen Kindern darüber zu reden. (STOCKHOLM)

Ich habe ja früher gar nichts über die Erinnerungspflege gewusst. Jetzt bin ich froh, dass ich etwas für meinen Mann tun kann. Es ist eine große Herausforderung zu lernen, wie man mit jemand umgeht, der Demenz hat. Ich muss andauernd neue Sachen ausprobieren. (KOPENHAGEN)

Die zweite Zielsetzung der Einführungstreffen ist es, einige Fertigkeiten zu vermitteln, die den Angehörigen helfen, bei ihren Erkrankten Erinnerungen anzuregen und ihnen zuzuhören. Manchen fällt es gar nicht so leicht, die Rolle des Zuhörers anzunehmen. Durch einige Übungen kann man aber eindrucksvoll vermitteln, wie unangenehm es einerseits ist, wenn man kein Gehör findet und wie angenehm, wenn man anderseits einen aufmerksamen Zuhörer hat.

Manche Angehörigen sind so erschöpft, dass es ihnen zu Hause schwer fällt, sich überhaupt auf das Zuhören zu konzentrieren. Ihnen könnte man vorschlagen, einen Nachbarn oder ein anderes Familienmitglied einzuladen, sich mit dem Kranken und seinen Erinnerungen zu beschäftigen.

Es gibt natürlich auch Menschen, die einfach keine guten Zuhörer sind oder Beziehungen, in denen die Rollen über Jahrzehnte so verteilt waren, dass ein Umdenken nur schwer möglich ist. Dann lassen sich vielleicht Aktivitäten finden, die beiden angenehm sind und die sich eher auf die Vergangenheit des Pflegenden konzentrieren.

Als wir die Angehörigen baten, zum Thema »sich fein machen und ausgehen« Fotos von ihren Kranken in festlicher Kleidung mitzubringen, brachte einer der Ehemänner Aufnahmen mit, die ihn als feschen jungen Soldaten zeigten. Er sagte, er habe keine Fotos seiner Frau gefunden. Als diese eines der Bilder in der Hand hielt, drückte sie mit schelmischem Blick einen Kuss drauf. (KASSEL)

Einem pflegenden Ehemann fiel die Rolle des Zuhörers besonders schwer. Nach Jahren einer Pflege, die ihm nur wenig Raum für sich selbst ließ, war sein Bedürfnis, eigene Geschichten zu erzählen, übermächtig. Er nahm also seine Frau mit auf eine Reise in das Dorf, in dem er geboren war. Den ganzen Tag vergnügten sie sich dort mit einem Spiel, bei dem er sagte: »Hier um die Ecke war früher ....«, und dann gingen sie gemeinsam nachsehen, ob es noch an Ort und Stelle war. Obwohl sich also alles um die Erinnerungen des gesunden Partners drehte, konnte die erkrankte Ehefrau mit ihm diesen Spaß teilen. Das war wohl das Muster gewesen – so der Eindruck einer Freiwilligen – nach dem vieles in dieser langen Beziehung abgelaufen war. Wahrscheinlich war die Frau immer schon die fröhliche Beifahrerin in seinem Wagen gewesen. (BRADFORD)

In den ersten Treffen geht es darum, den Angehörigen einen Eindruck zu vermitteln, wie die Kommunikation mit den Kranken gewöhnlich abläuft und welche Alternativen denkbar sind. In einer Übung kann man sie erleben lassen, wie es jemand geht, der ständig unterbrochen und korrigiert wird, wie es ist, wenn keiner zuhört oder wenn ein anderer für einen spricht und man nicht zu Wort kommt. Am eigenen Leibe zu erfahren, wie schnell man dann den Faden verliert, wie hilflos und unsicher man wird, motiviert die Angehörigen, sich mit eigenen Verhaltensweisen kritisch auseinanderzusetzen.

Angehörige empfinden oft schmerzlich die Kluft zwischen den heutigen Fähigkeiten ihres Partners und dem, was er einmal war und darstellte. Während die übrigen Gruppenmitglieder ganz begeistert sind von dem, was ein Kranker erzählt oder tut, mag seine Ehefrau insgeheim denken: »Naja, vor ein paar Jahren noch reiste er um die ganze Welt und hielt Vorträge in vollbesetzten Sälen....« Dies wird sich in ihren Blicken und ihrer Körperhaltung möglicherweise auch dem Kranken vermitteln und ihn in seinen Äußerungen einschränken. Kommunikationsübungen machen die Wirkung dieser subtilen Botschaften bewusst, und die Angehörigen können sich bemühen, Einfluss darauf zu nehmen.

Die Regeln der Gruppe

Viele der pflegenden Angehörigen und manche der Freiwilligen verfügen nicht über Erfahrungen in Gruppenarbeit. Nach dem ersten gegenseitigen Kennenlernen ist es also sinnvoll, eine Gruppenatmosphäre herzustellen, in der jeder sich geschützt fühlt und bereit ist, sich auf einen neuen Umgang mit den dementiell Erkrankten einzulassen. Gerade für die pflegenden Angehörigen mag sich die Frage stellen, wie offen sie in der Gruppe über ihre sehr private Beziehung und Familiengeschichte sprechen können.

Es wirkt auf die Teilnehmer oft entlastend, wenn einige Fragen über den Umgang miteinander und ihren jeweiligen Geschichten angesprochen werden.

Vorschläge für den Umgang miteinander:

- **Verschwiegenheit versus Öffentlichkeit**
  Legen die Teilnehmer Wert darauf, dass nichts, was in der Gruppe angesprochen wird, nach draußen dringt oder sind sie daran interessiert, dass auch andere von ihren Erfahrungen und Erzählungen profitieren können?

- **Meinungsunterschiede**
  Möglicherweise weichen die Meinungen und Einstellungen der Teilnehmer stark voneinander ab – insbesondere auch, was Ereignisse in der Vergangenheit betrifft. Die Teilnehmer vereinbaren, dass sie vorurteilsfrei miteinander umgehen wollen und auch abweichende Vorstellungen akzeptieren werden.

- **Gleiche Möglichkeiten für alle Teilnehmer**

  Jeder Teilnehmer erhält die Möglichkeit, sich auszudrücken und die Aufmerksamkeit der Zuhörer zu erhalten. »Vielsprecher« akzeptieren, dass man ihre Redebedürfnisse im Interesse derer, die sich nur schwer äußern, mitunter einschränkt.

- **Gefühle**

  Alte Erinnerungen und aktuelle Erfahrungen mit der Erkrankung können starke Emotionen hervorbringen. Wenn die Teilnehmer sich darauf einstellen, braucht sich keiner vor Situationen zu fürchten, bei denen das Herz übergeht und die Tränen fließen.

- **Die Rolle der dementiell Erkrankten**

  Im Projekt geht es vor allem um die dementiell Erkrankten. Unabhängig davon, ob sie sich aktiv beteiligen und zum Thema äußern oder nicht, sollten sie im Zentrum der Aufmerksamkeit stehen.

- **Auswertung**

  Die Teilnehmer sind damit einverstanden, dass die Gruppenarbeit dokumentiert wird und die Erfahrungen anderen zugänglich gemacht werden. Ihre Anonymität bleibt gewahrt.

Formen des Lernens

Man wird in den Gruppen experimentieren müssen, um herauszufinden, auf welche Weise sich die pflegenden Angehörigen am besten neue Formen des Umgangs mit ihren Erkrankten aneignen und neue Strategien des Verhaltens entwickeln können. Viele Menschen sind nicht gewöhnt, über Rollenspiele und Kommunikationsübungen zu lernen. Aber auch theoretische Erörterungen sind nur ein erster kleiner Schritt auf dem Weg zu verändertem Verhalten und einer Einstellungsänderung. Die Stärke der Gruppenarbeit liegt vor allem darin, dass sich die Teilnehmer am Verhalten von Mitarbeitern und vor allem den anderen Angehörigen orientieren und deren »Modell« übernehmen können. Eine pflegende Ehefrau, die gut klar kommt mit Krankheit und Erkranktem, wird nicht nur ihre Erfahrung mitteilen und praktische Ratschläge geben. An ihrer Interaktion mit dem Ehemann kann man auch beobachten, wie positive Demenzpflege aussieht. Gruppenleitungen können mit den Erkrankten »modellhaft« kommunizieren und gleichzeitig vorsichtig bei den Angehörigen intervenieren, wenn deren Verhalten vielleicht bei den Erkrankten gerade Ärger und Hilflosigkeit hervorzurufen droht.

M. stand auf und hielt ganz spontan eine kleine Rede. Er dankte für den schönen Nachmittag und ermunterte die Gruppe, Beifall zu klatschen. Seiner Ehefrau war dieses Verhalten äußerst peinlich, während die übrigen Anwesenden sich sehr darüber freuten. (HELSINKI)

Man kann mit den Angehörigen anhand von Filmen den Umgang mit dementiell Erkrankten analysieren und sich darüber austauschen, wie gut oder schlecht sich jemand in einer bestimmten Situation verhielt. Dabei werden die Lösungen sehr unterschiedlich aussehen. Das Verhalten gegenüber einem erkrankten Ehepartner bleibt schließlich von den Gewohnheiten und Empfindungen einer langen Beziehungsgeschichte bestimmt.

Hilfreich sind viele der vorhandenen Informationsschriften, die etwa über die Alzheimer Gesellschaft zu beziehen sind. So können die

Angehörigen zu Hause noch einmal in aller Ruhe durchgehen, was in den Treffen thematisiert wurde. Man kann natürlich auch spezielle Arbeitsblätter für die Teilnehmer entwickeln, die gezielter auf einzelne Fragen eingehen.

Dänisches Beispiel

Bei unserem zweiten Treffen sahen wir uns eine Fernsehaufzeichnung über den Alltag eines schwer demenzkranken Mannes und seiner Ehefrau an. In der ersten Szene versucht die Angehörige, den Kranken dazu zu bringen, aus einem Lesebuch für das erste Schuljahr vorzulesen. Sie tut dies, weil der Arzt ihr gesagt hat, es sei wichtig, mit ihrem Mann zu üben, damit nicht noch mehr Gehirnzellen abstürben. Er ist aber sichtlich gar nicht mehr in der Lage, zu lesen und fühlt sich sehr unwohl in der Situation.

In der nächsten Szene schickt die Ehefrau den Mann mit einem Teller ins Esszimmer. Als er ankommt, hat er vergessen, warum er dort ist und was er mit dem Teller in seiner Hand tun soll. Also kehrt er in die Küche zurück, wo sie mit ihm schimpft.

Eine kontrastierende Szene zeigt die Ehefrau beim Staubwischen. Sie gibt ihrem Mann auch ein Tuch, und Seite an Seite setzen sie die Arbeit fort.

Die vierte Szene zeigt, wie die Haushaltshilfe den Mann über die Funktion eines Gegenstandes befragt. Er kann es ihr zwar nicht mit Worten schildern, aber seine Hände zeigen, wie der Gegenstand benutzt wird. Die Haushaltshilfe achtet jedoch gar nicht auf seine Bewegungen, sondern erklärt ihm alles.

Eine fünfte Szene zeigt das Paar, wie sie zusammen einen Film ansehen. Der Film wurde gedreht, als sie jung waren und kleine Kinder hatten. Zum ersten und einzigen Mal sieht man den Mann lächeln.

Nachdem wir diese Filmausschnitte angesehen hatten, war die spontane Reaktion: »Das ist ja wie bei uns....«, »Genau so mache ich es auch immerzu....«, »Ich schimpfe auch immer gleich....«.

Die Möglichkeit, im Film eine pflegende Angehörige zu beobachten, mit der sie sich identifizieren konnten, vermittelte den Teilnehmern neues Bewusstsein und Verständnis. Es half ihnen, einige der Schwierigkeiten zu sehen, mit denen sie und ihr Kranker im Alltag zu tun hatten. Sie konnten leichter ihr eigenes Verhalten reflektieren. (KOPENHAGEN)

176

VORSCHLAG FÜR DIE PLANUNG
DER ERSTEN VIER TREFFEN

Nachstehend die Planung der ersten vier Angehörigentreffen. Natürlich wird man sich immer nach den jeweilig gegebenen Bedingungen einer Gruppe richten, aber wir halten es für wichtig, dass die Angehörigen Zeit und Gelegenheit haben, sich mit den Zielen und Arbeitsweisen des Projektes vertraut zu machen. Auch ihre Belastungen und Erfahrungen sollten zur Sprache kommen.

1. Treffen – Einführung

Ziele:

Hauptziel ist es, die Angehörigen zur Teilnahme am Projekt zu motivieren.

Da es für alle das erste Treffen ist, wird besonderer Wert darauf gelegt, dass sich jeder willkommen und sicher fühlt. Die Teilnehmer sollen den Eindruck gewinnen, dass sie im Projekt Neues erfahren können und es gleichzeitig die Möglichkeit gibt, in angenehmer Atmosphäre Menschen kennenzulernen. Es geht also darum

- das Projekt vorzustellen,
- die Teilnehmer und Mitarbeiter miteinander bekannt zu machen,
- Neugier und Begeisterung zu verbreiten,
- Ängste und Vorbehalte auszuräumen,
- in die Wirkungsweise der Erinnerungspflege einzuführen.

Einstimmung:

Die Mitarbeiter stellen sich vor und erklären kurz, um was es bei dem Projekt gehen soll. Jeder Teilnehmer erhält die Möglichkeit, sich vorzustellen. Dies mag für einige der pflegenden Angehörigen die erste Gelegenheit sein, bei der sie vor anderen über ihre Situation sprechen, also muss man flexibel mit der zur Verfügung stehenden Zeit umgehen. Die Teilnehmer sollen wissen, dass es auch zukünftig immer die Möglichkeit geben wird, über die häuslichen Erfahrungen zu sprechen.

Erinnerungsübung:

Die Teilnehmer sollen die Erfahrung machen, wie es ist, wenn man sich erinnert. In Zweiergruppen berichten die Teilnehmer einander aus ihrer Schulzeit. Jeder spricht für etwa 2 bis 3 Minuten, dann erhält der andere das Wort.

Als Schlüsselwörter, um die Erinnerung anzukurbeln, kann man auf eine Tafel oder einen großen Bogen schreiben: Schulhaus, Lehrer, Pausenbrot, Toiletten, Schulhof, Lob und Strafe, Klassenkameraden, Lieblingsfächer.

In der Gruppe berichten die Teilnehmer über die Übung.

Die Gesprächsleiterin verdeutlicht den Teilnehmern anhand der Beiträge den Wert und das Funktionieren der Erinnerung.

Übung für zu Hause:

Die Angehörigen werden gebeten, zum nächsten Mal eine Erinnerung »mitzubringen«, die sich bei ihnen während der Woche eingestellt hat.

Außerdem sollen sie ein Beispiel für die Versuche des Erkrankten geben können, ihnen etwas aus seiner Vergangenheit mitzuteilen.

Ausklang:

Jeder Teilnehmer sagt in einem Satz, was er von dem Projekt erwartet.

2. Treffen – Die Kunst des Zuhörens

Ziele:

- Fortsetzung des Gruppenbildungsprozesses.
- Kennenlernen der Kriterien guten Zuhörens.

Einstimmung:

Jeder Teilnehmer berichtet vom Verlauf seiner Woche und von den Erinnerungen, die sich eingestellt haben – seine eigenen und die des Kranken. Man wird dem einen zeitlichen Rahmen setzen.

Übung 1:

Die unangenehme Erfahrung, wenn mir nicht zugehört wird.

In Partnerarbeit (möglichst mit anderen Partnern als letzte Woche) erzählt ein Teilnehmer dem anderen, wie er die letzten Sonntage verbracht hat. Nach der ersten halben Minute zeigt derjenige, der den Part des Zuhörers übernommen hat, möglichst deutlich sein Desinteresse und gibt alle Zeichen von Langeweile und Unaufmerksamkeit.

Dann wechseln die Partner die Rollen. Die ganze Übung dauert nicht länger als zwei oder drei Minuten.

Die Teilnehmer berichten, wie es ihnen bei der Übung ergangen ist. Manch einer findet die Übung sehr schwer, weil er nicht »auf Kommando« unhöflich sein kann. Aber auch wenn nur einige richtig mitspielen, wird man wertvolle Hinweise sammeln können über die Gefühle, die sich einstellen, wenn einem nicht zugehört wird.

Übung 2: Aufmerksames Zuhören

Die selben Partner erzählen sich jetzt von einem typischen Sonntag ihrer Kindheit – nach drei Minuten werden die Rollen gewechselt. Die Gruppe wird erinnert, dass alle wirklich intensiv zuhören sollen.

Mögliche Stichworte: Kleidung, Essen, Rituale, Gottesdienst, Freizeitgestaltung, Verwandtenbesuche usw.

Übung 3: Erfahrung, wenn jemand an unserer Stelle spricht.

Jeweils zwei Paare setzen sich zusammen und die Partner berichten jeweils über das, was sie über den Kindheitssonntag erzählt bekommen haben. Jeder höchstens 3 Minuten lang.

Jetzt vergleichen die Teilnehmer die unterschiedlichen Erfahrungen in jeder der Übungen.

Diskussion:

- warum gutes Zuhören wichtig ist,
- die Bedeutung des aufmerksamen Zuhörens für dementiell Erkrankte,
- wie ist es, wenn andere für einen sprechen.

Übung für zu Hause:

Die Teilnehmer werden gebeten, sich einer Begebenheit aus ihrer Kindheit zu entsinnen und darüber mit ihrem dementiell Erkrankten zu sprechen.

Ausklang:

Die Gruppe singt ein oder zwei bekannte Kinderlieder.

3. Treffen –
Unvollständige oder ungewöhnliche Kommunikation

Ziele:

- Fortsetzung des Gruppenbildungsprozesses,
- die Enttäuschung erleben, wenn man nicht verstanden wird und nicht versteht,
- zu erkennen, wieviel Anstrengung uns erfolgreiche Verständigung abverlangt,
- die Einsicht vermitteln, dass es wichtig ist, die Kommunikationsversuche dementiell Erkrankter zu unterstützen,
- der Gebrauch von Symbolen und Metaphern.

Einstimmung:

Jeder Teilnehmer berichtet kurz vom Ablauf seiner Woche und von den Kindheitserinnerungen, über die er mit seinem Kranken möglicherweise gesprochen hat.

Übung 1: Kommunikation mit Worten aber ohne Gesten

Partnerarbeit. Beide setzen sich Rücken an Rücken ohne Körperkontakt. Gegenseitig erklärt man sich einen alltäglichen Weg (von zu Hause zur Haltestelle, zum Supermarkt, zum Arzt).

Übung 2: Nonverbale Kommunikation

Die Partner versuchen, ohne Worte eine bestimmte Nachricht mitzuteilen (Mein Auto ist kaputt, mir ist übel, ich habe mein Geld verloren etc.) Hier wie bei der nächsten Übung kann es helfen, wenn kleine Zettel mit Ideen vorbereitet sind, die die Teilnehmer ziehen, falls sie nicht selbst gleich einen Einfall haben.

Übung 3: Reduzierte Kommunikation

In einer Vierergruppe erzählt jeder eine Geschichte, darf dafür nur vier Worte, aber jede Menge Gesten und Geräusche benutzen – bis die Zuhörer richtig raten.

Diskussion:

Es wird eine Verbindung zwischen den Übungen und der alltäglichen Kommunikationserfahrung der dementiell Erkrankten hergestellt. Das Gedicht von John Killick (Affen-Puzzle) kann zur Anregung ausgeteilt und vorgelesen werden. (s. S. 62)

Übung für zu Hause:

Die Teilnehmer werden gebeten, sich eine Situation zu merken, a) in der sie Schwierigkeiten haben, zu verstehen, was ihr Kranker ausdrücken möchte und b) wenn er andere (sie selbst, Nachbarn, Helfer) nicht versteht.

Ausklang:

Vorlesen von ein paar Nonsens-Versen (etwa Ringelnatz, Morgenstern, Ernst Jandl, Edward Lear)

4. Treffen – Wie man Erinnerungen hervorlockt und bewahrt

Ziele:

- Fortsetzung des Gruppenbildungsprozesses,
- die Rolle der unterschiedlichen Sinne beim Erinnern erkennen,
- die Befriedigung erleben, wenn Erinnerungen aufgezeichnet werden,
- die Bedeutung aufgezeichneter Erinnerungen für die Erkrankten erkennen.

Einstimmung:

Jeder Teilnehmer berichtet vom Ablauf seiner Woche und von Situationen, in denen es Kommunikationsprobleme mit dem Erkrankten gab.

Übung 1: Erinnern mit allen Sinnen

In der Gruppe werden einige Gegenstände herumgereicht, die Erinnerungen an Kinderspiele auslösen (Springseil, Teddy, Ball, Murmeln). Jeder soll möglichst irgend etwas sagen, was ihm/ihr dazu einfällt.

Übung 2: Erinnerungen aufzeichnen

Die Teilnehmer versuchen, ihre Erinnerungen an ein Kinderspiel weiterzugeben. So könnte etwa jeder einen Brief an ein Enkelkind oder eine Postkarte an einen alten Freund schreiben. Zu zweit könnten die Teilnehmer die Regeln eines Spiels aufschreiben. In einer Kleingruppe könnte eine Spielsituation dargestellt werden.

Diskussion

- Erfahrungen bei den verschiedenen Formen des Erinnerns,
- Überlegungen, wie man ohne direktes Nachfragen Erinnerungen »herauskitzeln« kann.

Vorbereitung des nächsten Treffens (gemeinsam mit den Erkrankten):

- Thema für das nächste Treffen wird mitgeteilt,
- gemeinsam wird überlegt, wie sich die Kranken in der Gruppe wohlfühlen können (welche Getränke? Rauchen? Wann soll es etwas zu essen geben? Sitzordnung u.a.m.),
- Bitte, Erinnerungsgegenstände zum Thema mitzubringen.

Übung für zu Hause:

Die Teilnehmer sollen nach Fotos oder Gegenständen suchen, die zum vereinbarten Thema passen. Schön ist es, wenn sie die Kranken an der Suche beteiligen und sie so bereits durch Gespräche, Musik u.a. vorbereiten.

Ausklang:

Gemeinsam werden Kinderlieder gesungen und/oder Abzählreime aufgesagt.

Erinnerungspflege lernen

Wenn wir uns erinnern, wählen wir – bewusst oder unbewusst – aus, was wir den anderen mitteilen. Die Erinnerungen eines jeden Menschen sind einzigartig und werden sich wahrscheinlich immer von denen aller anderen Menschen unterscheiden – auch wenn sie identische Situationen erlebt haben sollten. Wir sind alle schon Zeugen des Streites zwischen Geschwistern oder Ehepartnern geworden, wenn es um die »richtige« Wiedergabe eines gemeinsam erlebten Ereignisses ging. Die Wahrheit mag beschönigt werden und einige Erinnerungen werden mit anderen verschmelzen. Bei jedem Erinnerungsprozess erstellt unser Gehirn unsere Erinnerungen aufs Neue zusammen.

Dementiell Erkrankte haben noch größere Mühen, sich »richtig« zu erinnern als alle anderen. Scheinbar unanfechtbare Tatsachen, Namen und Daten geraten ihnen durcheinander. Doch auch für sie sind ihre Erinnerungen wahr und bedeutsam – um so bedeutsamer, als sie kaum noch die Möglichkeit haben, neue hinzuzufügen.

Das ist in der Theorie mitunter einfacher zu akzeptieren als für die Angehörigen in der Praxis umzusetzen. Wie sollen sie schweigen zu einer vielleicht mit dem Kranken gemeinsam erlebten Begebenheit, den dieser in der Gruppe stolz – aber leider völlig »verdreht« – zum Besten gibt? Unsere Erfahrung hat gezeigt, dass es den Angehörigen leichter fällt, solche verdrehten Erinnerungen als Teil der Erkrankung anzunehmen und sogar als wichtige Lebensäußerung des Kranken zu begrüßen, wenn sie selbst Gelegenheit hatten, sich über eigene Erinnerungen auszutauschen.

Die Erinnerung förderte die Gespräche innerhalb der Familie und brachte die Angehörigen einander näher. Das einfache Vergnügen, wenn der Kranke einen vertrauten Gegenstand erkannte oder eine alte Melodie wiedererkannte, war wie ein Sonnenstrahl im Nebel des Vergessens. Es erhellte das Leben aller Beteiligten – wenn auch nur für kurze Zeit. (HELSINKI)

Schmerzliche Erinnerungen

Beide – pflegende Angehörige und Kranke – sind mit Veränderungen und Verlusten in ihrem Leben konfrontiert. Es ist nur verständlich, wenn es für sie Momente gibt, in denen sie Traurigkeit und Schmerz ausdrücken möchten. Auch wenn die Erinnerungspflege vom Ansatz und Ziel »vergnügliche« Situationen herstellen will, werden sich immer wieder auch traurige Erinnerungen einstellen. Tränen und Schmerz gehören zur Person wie Lachen und Freude. Im Schutz der Gruppe können die traurigen Gefühle oft zum ersten Mal seit langem zum Ausdruck gebracht werden und meist stellen sich spontan Mitgefühl und Ermunterung ein.

Ein Gruppenmitglied erzählte sehr bewegt in der Gruppe vom Tod eines Sohnes. Die anderen reagierten voller Einfühlung. Diese sehr traurige Erinnerung ließ die Teilnehmer näher zusammenwachsen. (BRÜSSEL)

Ein pflegender Ehemann sagte: »Ostern ist eine gefährliche Zeit für uns. Wir gehen lieber darüber hinweg. Um die Wahrheit zu sagen, es war Ostern, als unsere Tochter starb.« Dennoch stimmte er zu, dass bei dem entsprechenden Treffen über Ostern gesprochen wurde und er nahm mit seiner Frau daran teil. (STOCKHOLM)

Nach einigen Momenten der Trauer versucht man einfühlsam wieder eine positivere Atmosphäre herzustellen. Das kann geschehen, wenn man gemeinsam ein passendes Lied singt oder allmählich zu einer anderen Aktivität oder den Erinnerungen eines anderen Teilnehmers überleitet. Es ist wichtig, dass niemand das Treffen deprimiert verlässt oder das Gefühl hat, sich zu sehr exponiert zu haben. Geht die Gruppenleitung nach dem Ende des Treffens auf den betreffenden älteren Herrn oder die Dame zu, kann sie herausfinden, ob er oder sie sich gefangen

hat oder vielleicht noch ein Gespräch oder eine andere Form der Begleitung möchte.

Das Leben vieler Bewohner unseres jüdischen Altenheimes ist von den Verfolgun-
gen des Antisemitismus und Nationalsozialismus geprägt. Fragte man sie nach einer
positiven Geschichte, würden sie wohl schildern, wie sie um Haaresbreite einer Katastrophe entkamen. Tivea erzählt: »Die Kosaken kamen immer wieder in unsere
Dörfer und Städte in Rumänien und vergewaltigten die jungen Mädchen. Man
hatte uns geraten, die Stadt bei Nacht und Nebel zu verlassen und wir liefen 30 km
zu Fuß. Um fünf Uhr früh kamen wir schließlich an einen Ort, wo uns Leute ver-
steckten. Später sind wir dann wieder sicher nach Hause zurückgekehrt. Ich glaube ich habe diese Geschichte noch nie erzählt – einmal vielleicht meiner Tochter.«
(PARIS)

Beim neunten Treffen reiche ich eine lange hölzerne Zange herum und frage, ob
jemand erkennt, um was es sich handelt. Einige Teilnehmerinnen wissen noch, dass
es der Gegenstand ist, mit dem man früher die nasse Wäsche aus dem »lavoir« (dem
gemeinsamen Waschbottich in den französischen Dörfern) herausholte. Sie hatten
sich in den Kriegsjahren dort versteckt gehalten und die Zange war Auslöser für so
mache Erinnerungen, die noch nie erzählt worden waren.

Tivea erinnerte sich, dass sie einmal von zwei Militärpolizisten angehalten wurde,
die sie nach ihrem Namen fragten. »Mme Michel«, antwortete sie und nannte den
Vornamen ihres Mannes, hätte ihr Nachname sie doch als Jüdin verraten. Einer der
Polizisten fragte weiter: »Woher kommen Sie denn?« Sie wollte antworten: »Aus
Zentraleuropa« (also Rumänien). Statt dessen brachte sie nur heraus: »Ich bin aus
dem Zentrum.« – »Naja, sie kommt aus dem Zentrum«, sagte einer zum anderen,
und nahm also an, dass sie aus dem Zentrum der Region komme, in der die Menschen einen anderen Dialekt sprachen. Dies verschonte sie zweifellos vor der
Deportation.

Am Ende des Treffens sagte Tivea zu mir: »Vielen Dank, dieser Nachmittag hat
mir Spaß gemacht.« Ich war ziemlich erleichtert, denn es hatte mir viel Kopfzer-
brechen bereitet, wie ich die Kriegsjahre ins Gespräch bringen könnte, ohne dass
zu viele schreckliche Erinnerungen hervorbrechen. (PARIS)

Vorbereitung und Strukturierung

Das Team sollte sich möglichst jede Woche zusammensetzen, um das nächste Treffen zu planen. Wenn auch innerhalb eines Gesamtplans vorgegangen wird, so ergeben sich doch von Woche zu Woche neue Anregungen und Entwicklungen, die es zeitnah aufzugreifen und umzusetzen gilt. Material ist zu sammeln und zusammenzustellen – je mehr Mitarbeiter und auch Angehörige sich beteiligen, desto eher werden sich alle als Teil des Projektes fühlen. Jeder findet eine Rolle im Team und die Aufgaben können nach Interesse und Talent verteilt werden. Angehörige sind oft gerne bereit, selbstgebackenen Kuchen mitzubringen als kleine Anerkennung für das Angebot – aber auch als Zeichen, dass sie sich als akzeptierte Partner fühlen.

Jemand muss sich Zeit nehmen, den Raum vorzubereiten, die Tische und Stühle so zu stellen, wie es für die (Klein)Gruppenarbeit oder andere geplante Aktivitäten günstig ist.

Es ist abzusprechen, welcher Mitarbeiter sich schwerpunktmäßig um welchen Teilnehmer kümmert, welche Teilnehmer man gut zusammensetzen kann, bei welchen Familien besonders viel Begleitung erforderlich ist.

Das Erstaunliche war, dass wir uns trotz großer zeitlicher Belastung immer gerne zu den Vorbereitungstreffen zusammenfanden. Bei der Auswahl möglicher Trigger, der Vorbereitung der Musikstücke und der organisatorischen Überlegungen hatten wir immer viel Spaß. Es fielen uns bereits so viele eigene Erinnerungen ein, dass wir inspiriert und geradezu beschwingt für das nächste Gruppentreffen waren. (KASSEL)

Demenzkranke können sich an Rituale gewöhnen. Ein immer wieder gleicher Verlauf der Treffen gibt ihnen Sicherheit und die Chance, Vertrautes wiederzuerkennen. Ein Lied zu Beginn, das gemeinsame Kaffeetrinken als Einstimmung oder Abschluss, die Möglichkeit, jede Woche dieselben Personen als Tischnachbarn wiederzufinden – all dies sollte bei der Planung berücksichtigt werden und den Erinnerungsstunden eine wiederkehrende Struktur geben. Diese Rituale sollten natürlich von Zeit zu Zeit darauf überprüft werden, ob sie noch angemessen und von allen getragen sind.

Die Gruppentreffen wird man also auf die Bedürfnisse der Teilnehmer abstimmen. Dann lässt sich feststellen, dass viele dementiell Erkrankte, die zu Hause sehr unruhig sind, sich in der Gruppenatmosphäre wohl fühlen und sich weit länger mit einer Sache beschäftigen, als die Angehörigen ihnen zugetraut hätten. Drücken die Angehörigen zu Anfang ihre Sorge aus, dass es ihnen nicht gelingen wird, ihre Kranken während der ganzen Veranstaltungszeit im Raum zu halten, wird man sie damit beruhigen, dass jeder nur so lange zu bleiben brauche, wie es ihm angenehm ist – und insgeheim darauf hoffen, dass alle Befürchtungen grundlos waren.

Das Ende des Projektes

Wenn ein Projekt nur für eine bestimmte Zahl an Treffen geplant ist, sind die Teilnehmer rechtzeitig auf den Abschluss vorzubereiten. Man kann die Angehörigen fragen, wie sie sich das letzte Zusammensein vorstellen – vielleicht mit einem kleinen Fest oder einem Ausflug. Lässt man noch einmal Revue passieren, was alles während des Projektes geschehen ist, was unternommen wurde und welche besonderen Geschichten erzählt wurden, gewinnt das Ende eine eigene Qualität. Fotos über die Gruppentreffen können aufgehängt oder verteilt werden, bestimmte Dinge, die man gemeinsam hergestellt hat, werden ausgestellt.

Viele Teilnehmer werden das Ende der Treffen bedauern. Selbst wenn der Druck, die Veranstaltung fortzusetzen, groß ist, sollte die Gruppenleitung sich nicht auf Versprechen einlassen, die nicht zu halten sind. Möglicherweise können die Angehörigen die Treffen in eigener Regie fortsetzen, und die Gruppenleitung kann ihnen hierzu Unterstützung geben – etwa indem ein Raum zur Verfügung gestellt wird und Einladungen verschickt werden.

Ich hatte das Gefühl, dass die Gruppe, die sich doch über einen beträchtlichen Zeitraum getroffen hatte, mit ihrem »natürlichen« Leben nicht am Ende war. Ich meinte, die Gruppe sollte noch weitergehen – und die Tatsache, dass die Teilnehmer immer wiederkommen, zeigt, dass ich nicht unrecht hatte. Wir haben starke Bindungen zueinander entwickelt und es wäre schade gewesen, die einfach abzubrechen, bloß weil das Projekt zu Ende ging. (LONDON)

Vielleicht kann man die Grundlage der weiteren Treffen auch schon dadurch sichern, dass man – aller Einverständnis vorausgesetzt – eine Liste mit Telefonnummern verteilt. Fast alle Teilnehmer des EU-Projektes trafen sich in unterschiedlichem Rahmen weiter. Einige sind in den lokalen Alzheimer Selbsthilfegruppen aktiv geworden, andere haben ihre Bereitschaft erklärt, in zukünftigen Projekten mitzuarbeiten.

Ideenkiste: Gestaltungsvorschläge für ein Erinnerungstreffen

Wir haben die »klassischen« Erinnerungsthemen mit praktischen Gestaltungsvorschlägen zusammengestellt. Auf unterhaltsame und kreative Weise soll Zugang zu den Erfahrungen und Erlebnissen der Teilnehmer gesucht werden. Die Aktivitäten sind Anlass und Rahmen, über gemeinsam Erlebtes miteinander in Kontakt und Beziehung zu treten. Jedes Treffen ist so gestaltet, dass es einen sicheren und angenehmen Ort für Gespräche und Unternehmungen im Hier und Jetzt bildet.

Je unterschiedlicher die Formen der Kommunikation sind, desto größer die Chancen, dass jeder sich angesprochen fühlt und beteiligen kann. Es gilt, eine Atmosphäre zu schaffen, in der es Fehler und Fehlleistungen gar nicht geben kann. So ungewöhnlich, unverständlich oder absurd die Äußerungen der Teilnehmer auch scheinen, sie sind ein willkommenes Zeichen, dass sie sich wohl fühlen und ihrem Wunsch, sich mitzuteilen, ungehindert nachkommen können. Humor ist dabei eine wesentliche Grundhaltung!

Die dementiell Erkrankten stehen immer im Mittelpunkt! Für die Angehörigen kann es eine beglückende Erfahrung sein, wenn sie erleben, dass ihr Kranker sich gut unterhält und zu anderen erfolgreich Kontakt aufbaut.

Tom fiel es schwer, sich an den Gruppenaktivitäten zu beteiligen. Er war nervös und konnte sich nicht gut mitteilen. Schließlich setzte sich jede Woche eine frei-

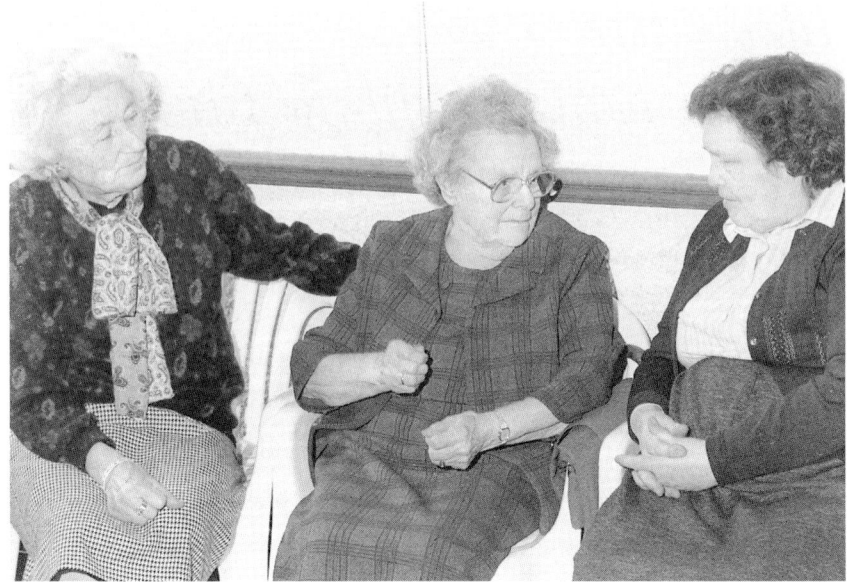

May genießt es, im Mittelpunkt zu stehen. Ihre Tochter und eine Freiwillige hören ihr zu.

willige Mitarbeiterin neben ihn, wählte die Materialien aus, die ihn interessierten. Je lockerer Tom durch diese persönliche Ansprache wurde, desto eher konnte er auch an den Gruppenaktivitäten Anteil nehmen. Bis zuletzt war es aber die individuelle Betreuung, die ihm am besten gefiel. (BRADFORD)

Für jeden Themenbereich gibt es Vorschläge

- für passendes Erinnerungsmaterial,
- für die Einstimmung der Gruppe auf das Thema,
- für verschiedene Gruppenaktivitäten,
- für den Abschluss der Treffen und
- Ideen für die Umsetzung im häuslichen Umfeld.

Die Themen fließen oft ineinander: Wer über seine Kindheit spricht, wird sich vielleicht auch mit Erinnerungen aus der Schulzeit befassen, wer seinen Arbeitsplatz schildert, denkt möglicherweise auch an Freizeitvergnügen mit Kollegen. Das schadet natürlich nichts, sondern entspricht vielmehr dem assoziativen Ansatz. Je natürlicher die Erinnerungen ineinander fließen, je mehr Impulse sich aus dem Gruppengeschehen ergeben, desto sicherer kann man sein, die richtigen Spuren gelegt zu haben.

Die Vorschläge – so erstaunlich sie mitunter klingen mögen – wurden alle mit Erfolg ausprobiert. Sie sollen Anregungen sein und Ermutigung, eigene Ideen auszuprobieren. Immer wird man sich dabei auf die Teilnehmer einstellen, auf ihre Interessen, ihre Fähigkeiten und ihre »Tagesform«. Meist klappen die Übungen am besten, an denen auch die Mitarbeiter Spaß finden. Nicht alles funktioniert immer so, wie man es geplant hat, und die Gründe hierfür sollte man natürlich im Nachhinein versuchen herauszufinden. Aus gescheiterten Vorhaben lernt man schließlich am meisten.

In der konkreten Siutation wechselt man allerdings unauffällig zur nächsten Aktivität über, damit die Erkrankten nicht das Gefühl bekommen, versagt zu haben. Viel hängt davon ab, wie sie sich im Augenblick fühlen und wie sie folglich aufnehmen und reagieren können.

Ich zeigte meiner Mutter ein Paar Lockenscheren und zuerst sagte sie: »Das ist so eine Gabel, sowas zum Essen.« Ich stand direkt neben ihrem Bett und sie musste zu mir aufsehen. Später, als ich ihr die Lockenschere wieder zeigte, kniete ich mich hin und sie saß auf dem Bett. Ich sagte: »Ich habe das Ding gefunden und weiß nicht, was das sein soll.« Sie antwortete: »Das ist für die Haare,« und dann zeigte sie mir, wie man die Schere benutzt. (LONDON)

Aus den Vorschlägen lässt sich auswählen, was in der Gruppe mit den dementiell Erkrankten ausprobiert wird und was vielleicht in Angehörigengruppen genutzt wird. Die Angehörigen können die Ideen mit nach Hause nehmen und mit ihrem Kranken an dem Thema weiter

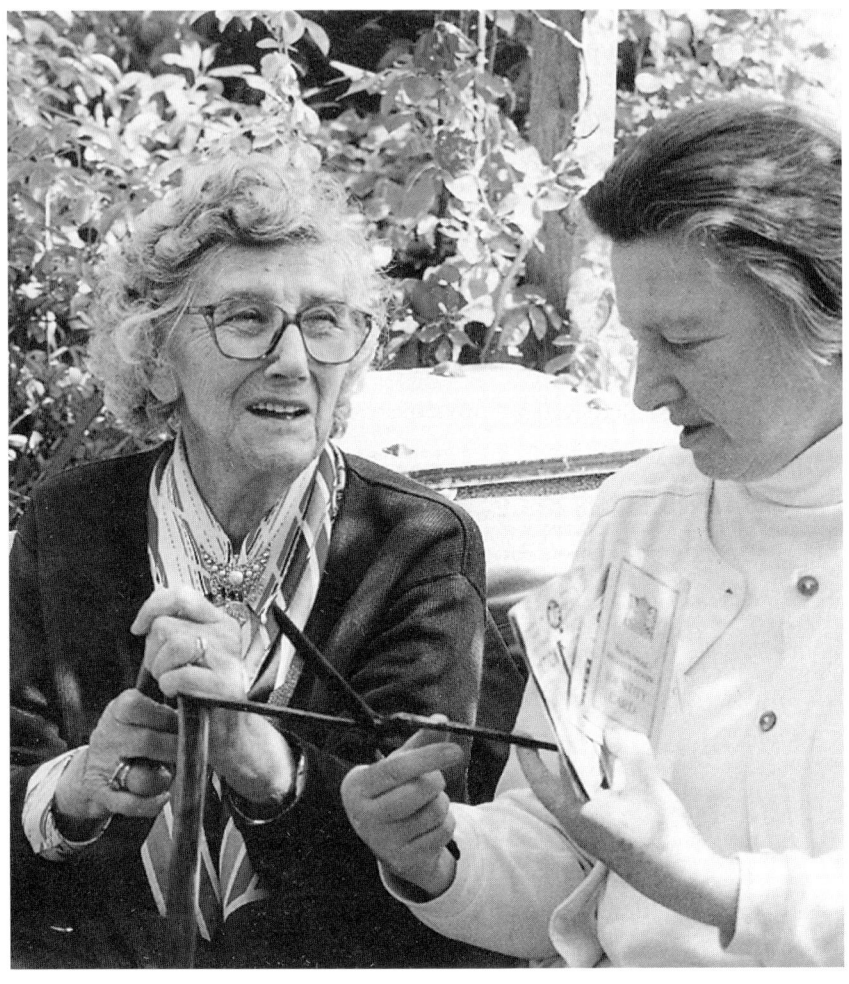

arbeiten. Sie können nach passenden Erinnerungsgegenständen Ausschau halten und ihre Kranken auf das nächste Treffen einstimmen. Sie sollen indes keinen Druck empfinden, ihren Kranken eine bestimmte Leistung abzuverlangen. Wichtiger als irgendein fassbares Ergebnis sind die Zeit und die Zuwendung, die sie den Kranken geben – Erinnerungspflege ist die Brücke, auf der sie zueinander finden können.

Die ausgewählten Themen für die Gestaltung von Erinnerungstreffen sind in chronologischer Abfolge dargestellt, sie reichen von der frühen Kindheit bis ins frühe, das »aktive« Erwachsenenalter, das bei den meisten Erkrankten besonders präsent ist. Man kann für jedes Treffen ein neues Thema aussuchen, oder mehrmals ein Thema unter unterschiedlichen Gesichtspunkten »erforschen«. Oft schwingen die Impulse der einmal angestoßenen Erinnerung bei den Kranken (wie bei den Gesunden) lange nach und fördern noch nach Tagen die überraschendsten Geschichten zutage. Wie überhaupt die Erinnerung nicht nach vorgegebenen Plänen arbeitet. Gegenüber der Chance, sich mit einem Erkrankten auf eine lustvolle Reise in die Erinnerungsrichtung zu begeben, sollten die schönsten Planungen immer zurückstehen.

Es war kurz vor Ostern und wir hatten uns vorgenommen, die alten Bräuche – vom Eierfärben bis Eiersuchen, vom Kirchgang bis zum Festtagsmenü – in Erinnerung zu rufen. Mit den Ostereiern und Osterhasen, die auf dem Tisch lagen, konnte Herr R. nicht viel anfangen. Über den obligatorischen Osterspaziergang, der mit den Eltern durch den nahen Park zu absolvieren war, erinnerte er sich, dass dort im Winter immer viel Schnee lag. Angeregt durch das geschickte Nachfragen eines anderen Teilnehmers berichtete Herr R. mit spitzbübischem Lächeln vom Schlittenfahren auf den Parkwegen und vor allem auf der angrenzenden Hauptverkehrsstraße: »Mit Schwung bis in die Hofeinfahrt und immer kurz vor der Straßenbahn um die Ecke!« (KASSEL)

Neben den ausführlich dargestellten Themenschwerpunkten haben wir auch gute Erfahrungen gemacht mit

- der Gestaltung der Sonn- und Feiertage,
- Kranksein und Gesundwerden,
- einen Hausstand gründen,
- Hobbys,
- Gartenarbeit.

Im Leben der älteren Generationen haben der Krieg und seine Folgen eine entscheidende Rolle gespielt. Dies wird in vielen Erinnerungen immer wieder zum Thema werden und ist besonders in der Altenarbeit in Deutschland bis heute ein heikles Thema geblieben. Über Jahrzehnte aufrecht erhaltene Abwehrschranken mögen fallen, Geschichten, Formulierungen und Gefühle hervorbrechen, mit denen andere nur schwer umzugehen vermögen. Mit dem zeitlichen Abstand zum Nationalsozialismus und dem Heranwachsen dritter und vierter Generationen von Nachkommen entsteht eine veränderte Erinnerungskultur. Gerade im Umgang mit dementiell Erkrankten und ihren Erinnerungen ist man dicht an der Herstellung dieses veränderten Bezugs zur Zeitgeschichte.

Er (der Demenzkranke) ist also nicht für seine innere Wirklichkeit verantwortlich, weil er sie nicht mehr reflektieren und moralisch beurteilen kann. Ähnlich einem Träumenden wird er plötzlich zu einem Täter oder einem Opfer, ohne es bewusst beeinflussen zu können und nicht wissend, wie er in diese Rolle hineingeraten ist. Er hat zwar durch die Gestaltung seines Lebens vor der Erkrankung den Inhalt seiner Erinnerungen bestimmt, verliert aber mit dem Schwund seiner Gedächtnisleistungen die Verantwortung für das Getane. Er wird zu einem anderen Menschen.

Im Umgang mit Demenzkranken wird von den Pflegenden deshalb erwartet, dass sie die subjektive Realität der Kranken erkennen und anerkennen und – ohne sie zu werten – das Selbstwertgefühl der Betroffenen stärken. Sie sollen also die innere Wirklichkeit der Demenzkranken nicht kommentieren oder korrigieren, sondern versuchen, die Betroffenen auf der Wanderung durch die Welt der Erinnerungen zu begleiten.

Was früher mit den alten Menschen mühelos gelang, bereitet mit der Zunahme der Zahl von Demenzkranken, die ihre wichtigsten Lebensjahre

im Dritten Reich erlebten, oder unter den Auswirkungen der Naziherr-
schaft Unbeschreibliches erlitten haben, große Schwierigkeiten. Es kann von
keiner jungen Altenpflegerin erwartet werden, dass sie sich von den
Auschwitz-Bildern befreit und den möglichen Tätern und Opfern wer-
tungsfrei begegnet. Unerwünscht bleiben bestimme Lieder oder Sprüche,
die sich in der Erinnerung der Kranken eingeprägt haben und passend zu
dem gelebten Alter wieder auftauchen. *

Die phantasievolle Vorbereitung der Treffen, das Heraussuchen von
Erinnerungsobjekten, die Auswahl von Liedern und Musikstücken, die
Dekoration des Gruppenraumes und die Entwicklung abenteuerlich-
ster Ideen für Rollenspiele und Malaktionen machen den Mitarbeitern
im Vorfeld meist viel Spaß. Spannung und Übermut werden freigesetzt.
Die Auswirkungen zeigen sich in der gelösten, erwartungsfrohen Stimmung, die wiederum die Teilnehmer zu allerhand wagemutigen Aktivitäten und unerwarteten Erinnerungssprüngen zu bewegen scheint.
Eine Energie und Begeisterung, die sich natürlich nicht in einen Nor-
malarbeitstag mit 38,5 Stundenwoche als Dauerzustand übertragen
lässt. Es sind die kleinen Höhepunkte der Woche, zu denen die Erinnerungstreffen Macher wie Teilnehmer bewegen wollen und können.

---

*   Wojnar, Jan: Wenn die Abwehrschranken fallen. a.a.O. S. 143

Kindertage

Das Thema Kindheit ist vielfältig und fördert bei dementiell erkrankten Menschen oft eine Menge an Erinnerungen zutage. Eine riesige Zahl von Themen bietet sich an.

Hier ein paar Vorschläge: Lieblingsessen, Mahlzeiten am Familientisch, Spiele, Kinderstreiche, Kinderkrankheiten, Aufgaben im Haushalt, Waschen und Baden, Freunde und Geschwister.

▷ Materialien

Familienfotos, Stammbuch, Bibel, Petroleumlampe, alte Wärmflasche, Nachttopf, Scheuerbürste, Kernseife, Spielzeug, Lederhose, Bilderbücher.

▷ Einstimmung

• Das Treffen beginnt mit dem gemeinsamen Singen wohlvertrauter Kinderlieder. Die Gruppenleiter können die Lieder vorschlagen, aber auch die Teilnehmer sollen Ideen einbringen. Nicht jeder wird sich an alle Worte erinnern, daher kann man ein altes Liederbuch bereithalten oder fotokopierte Blätter mit dem Text (Auf große Schrift achten!). Schön ist, wenn sich die Gruppe gemeinsam bemüht, die Strophen zusammenzubekommen – meist sind es die Kranken, die sich am besten erinnern können und hier schon ein erstes Erfolgserlebnis verbuchen. Andere werden eine Melodie mitsummen, pfeifen oder den Takt schlagen.

• Die Teilnehmer bringen Kinderbilder von sich selbst mit. Sie reichen sie herum oder sprechen darüber mit einer anderen Person. Man kann mit dem Kranken über Kleidung, Ort und Zeit des Bildes sprechen. Wenn andere Personen abgebildet sind, lassen auch sie sich beschreiben. Statt direkt zu fragen, wer sich auf dem Bild befindet oder wo es aufgenommen wurde, lassen sich Vermutungen anstellen, denen sich der Kranke anschließen kann oder die er bestreiten mag. Mitunter wird er sich nach einiger Zeit an viele Einzelheiten erinnern – wenn nicht, hat er doch die Erfahrung intensiven Interesses an sich und seinem Foto machen können.

Man kann über die Ähnlichkeiten oder die Verschiedenartigkeiten der Fotos ins Gespräch kommen. Ist ein Teilnehmer in einer anderen Kultur aufgewachsen, tragen die Menschen Tracht oder weist das Bild auf irgendeine Weise von den »typischen« Fotos der anderen ab, wird er sich über die besondere Aufmerksamkeit freuen, die sein Bild hervorruft.

▷ Aktivitäten

Kinderbilder – Ausstellung/Collage

Mit einer kleinen Ausstellung von Kinderbildern stellt sich leicht ein Gruppengefühl her. Die Ausstellung kann sehr simpel sein, indem man die verschiedenen Bilder einfach an eine Pinwand hängt (die Nadeln dabei vorsichtig am Rand entlang einstechen, damit das Bild nicht beschädigt wird). Sie kann aber auch aufwendiger gestaltet werden, wenn man die Fotos durch Fotokopie oder Scanner vergrößert. Wenn die Fotos nebeneinander hängen, ergeben sich Verbindungen und Vergleiche, die wiederum neue Erinnerungen hervorlocken. Die Vergrößerungen machen Einzelheiten sichtbar, die zu neuen Erinnerungen führen – ganz abgesehen davon, dass Menschen mit Sehbehinderungen besser angesprochen werden.

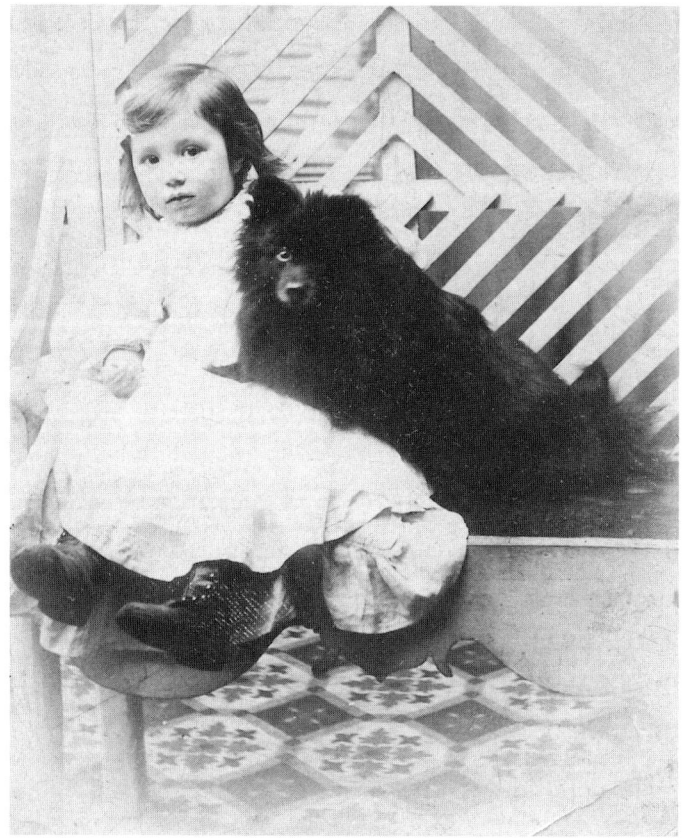

Mädchen in der Küche der Großmutter

Eine 90jährige Dame erkannte auf einem winzigen Bild, dass sie als Dreijährige zeigte und das man auf A4 vergrößert hatte, plötzlich die Fliesen in der Küche ihrer Großmutter. Ein Schwall von Erinnerungen kam zurück. Sie erinnert sich an den Grundriss des Hauses und des Gartens, den Namen des Hundes und wie sie ihre Zeit im Haus der Großeltern verbracht hatte. (LONDON)

Wenn auch die Mitarbeiter und die Angehörigen Kinderbilder von sich mitbringen, ist jeder in der Ausstellung vertreten und es wird das Gefühl der Gleichrangigkeit vermittelt. Weitere Gesprächsanlässe entstehen.

Einer der Teilnehmer, der die Gruppenleiterin immer als »Madame« ansprach, grüßte sie, nachdem er sie auf einem Kindheitsbild gesehen hatte, immer mit »Salut, poulette« (etwa: Hallo, meine Kleine«) und drückte damit seine Zuneigung aus. Er fühlte sich ihr näher, eher »gleich zu gleich«. (BRÜSSEL)

Man kann zu den Fotos Kommentare schreiben und diese ergänzen, je detaillierter die Informationen im Laufe der Zeit werden. Auch können die Fotos nach bestimmten Kriterien geordnet werden – etwa wenn sich zwei Teilnehmer aus der Kindheit kennen oder in der gleichen Gegend aufgewachsen sind.

Familienmitglieder – Zeichnen und einen Stammbaum malen

Die Teilnehmer sprechen mit ihrem Nachbarn darüber, wer für sie die wichtigste Person in der Familie war. Das muss nicht Mutter oder Vater gewesen sein. Manchmal war es ein Geschwister, manchmal ein Großelternteil. Versuchen Sie, diese Person zu zeichnen. Ein Mitarbeiter kann dies für den Erkrankten übernehmen, wobei er sich nach möglichst vielen Einzelheiten der Kleidung, Frisur, Schuhe, wichtiger Gegenstände (Brille, Strickzeug) usw. erkundigt. Wenn der Kranke sich nicht äußern kann, werden Vorschläge gemacht. Es geht dabei weniger um die »Schönheit« des schließlich entstehenden Bildes, als um den Prozess des Nachfragens und Sprechens. Das Bild kann schließlich in der Gruppe präsentiert werden und Anlass zu Erinnerungen auch der anderen Teilnehmer geben. Die Teilnehmer können das Bild mitnehmen. Es wird sie vielleicht an das erinnern, was sie in der Gruppe gemacht haben und an die erinnerte Person selbst. Der Angehörige kann das Bild immer wieder nutzen, um mit dem Kranken ein Gespräch zu beginnen.

Als wir die Teilnehmer baten, Bilder von ihren Großeltern mitzubringen, brachte eine der kranken Frauen ein wunderschönes Foto ihres Großvaters, der als Landarbeiter gearbeitet hatte. Er hält auf dem Bild eine merkwürdig geformte Sense und wir wunderten uns, wozu die wohl sei. Ein anderer erkrankter Teilnehmer wusste sofort, dass es sich um eine Sense für die Hafererente handelte und er erklärte allen genau, wie damit umgegangen wurde. Frau B. freute sich, dass ihr Foto soviel Aufmerksamkeit erregte und fragte ihren Ehemann immer wieder, ob der Großvater nicht Johannes geheißen habe – was aber der Name des Ehemannes war. (KASSEL)

Nach und nach kann so ein Familienstammbaum entstehen, in den Fotos und Informationen über die Familienmitglieder eingezeichnet, geschrieben oder geklebt werden. Wer mit dementiell Erkrankten zu tun hat, sollte um die Namen der Angehörigen und ihre Rolle wissen, wenn auf sie Bezug genommen wird. Die Teilnehmer fühlen sich dann auf »vertrautem Terrain.«

Mein Vater stammt aus einer riesigen Familie. Ich habe einen ganzen Berg von Fotos auf dem Dachboden gefunden. Als ich ihm die Bilder zeigte, konnte er mir alle Namen nennen und wusste auch noch viele Geschichten über sie zu erzählen. (WIEN)

Das Haus meiner Kindheit – Ortsbegehung und Grundriss

Ich sagte zu meiner Gruppe, Angehörigen wie Erkrankten: »Stellen Sie sich mal vor, hier auf dem Boden ist die Karte von Europa. Hier ist Norden, hier Süden, da Osten und da Westen. Wenn hier Paris ist, würde da etwa London sein, hier Budapest und so weiter. Bitte gehen Sie dorthin, wo sie geboren sind.« Die Angehörigen halfen ihren Kranken, die richtige Stelle zu finden. Lola's Sohn ging in die falsche Richtung, er hatte vergessen, dass er nicht in Paris geboren war. Die dementiell Erkrankte erinnerte ihn, dass sein Geburtsort ein Dorf im Süden Frankreichs war, wo sie sich während des Krieges versteckt hatte. Wir haben viel gelacht an diesem Nachmittag! (PARIS)

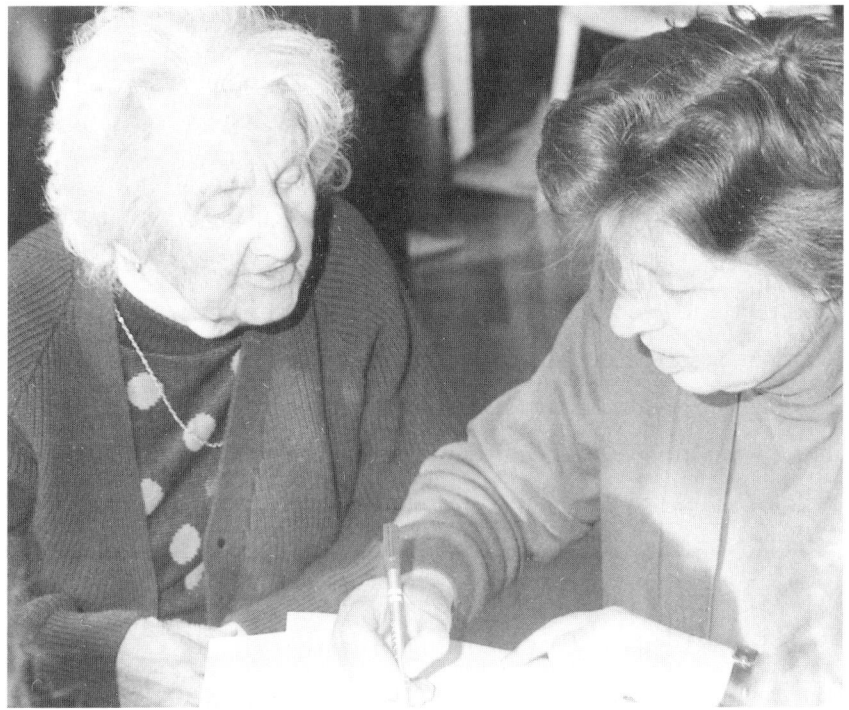

May (97 Jahre) und ihre Tochter Pat erinnern und zeichnen die Außentoilette ihres Hauses.

Dieses Thema eignet sich sehr gut zum Erinnern, denn viele Menschen haben noch ein hervorragendes räumliches und optisches Gedächtnis, wenn ihnen längst die Worte ausgehen. Man kann dies ausprobieren, indem man vorschlägt, eine imaginäre Reise in das Haus der Kindheit zu unternehmen. Dabei stellt sich ein Helfer oder Angehöriger zusammen mit dem Kranken hin und gibt vor, jetzt die Haustür zu öffnen und dann von Raum zu Raum zu gehen. Beide versuchen dabei, herbeizuphantasieren, wie die Zimmer angeordnet waren, wo die Treppe, wo das Bad war. Das soll natürlich kein »Test« sein. Vielmehr ist es die Einladung zu einer Zeitreise, bei der man sich an einen vertrauten Ort zurück begibt und Tische und Stühle, den Herd, die Betten und die Bilder wiederzufinden versucht. Dabei sollen sich ganz unsortiert die Assoziationen einstellen, die ein jeder mit den Orten und Objekten seiner Kindheit verbindet.

Man kann den Grundriss des gesamten Elternhauses zeichnen oder sich auf einen einzigen wichtigen Raum beschränken – vielleicht die Küche. Manche der Kranken, die kaum mehr sprechen, erstellen eine detailreiche Zeichnung ihres Elternhauses und geben die Straße oder andere für sie bedeutsame Einzelheiten wieder – vorausgesetzt, sie finden einen aufmerksamen Zuhörer, der ihnen durch geschicktes Fragen auf die Erinnerungssprünge hilft.

Eine Variante hiervon ist, dass ein Freiwilliger oder ein Angehöriger versucht, aus dem, was er von dem Kranken hört, das Haus (im Grundriss oder als Außenansicht) zu zeichnen und es aus eigenem Wissen ergänzt.

Spielzeug und Kinderspiele – Mit Gegenständen hantieren, malen und zeichnen

Viele Menschen erinnern sich an das Spielzeug, das sie einst besessen haben oder sehnsüchtig in einem Schaufenster bewunderten, weil es unerreichbar war. Geburtstags- und Weihnachtsgeschenke werden oft gut erinnert – entweder als Erfüllung eines lang gehegten Wunsches oder als große Enttäuschung. Reicht man alte Puppen herum, Teddybären, Bausteine oder eine elektrische Eisenbahn, stellen sich beim Befühlen und Ausprobieren meist auch Erinnerungen ein. In Kleingruppen kann man über Lieblingsspielzeuge sprechen und sie zeichnen oder malen – gegebenenfalls mit Unterstützung von Angehörigen oder Helfern.

Nachdem ihr Ehemann ihr das Stichwort geliefert hatte, erinnerte sich die ältere Dame lebhaft an ihre Puppe und die mit ihr verknüpfte dramatische Geschichte. Ihr Vater war zu dem ausgebombten Haus zurückgekehrt und hatte die Lieblingspuppe der kleinen Tochter und das Puppengeschirr aus den Trümmern gerettet. Auch deshalb hatte sie ihren Vater sehr geliebt. Die Puppe sitzt heute noch auf ihrem Bett.

Frau B. wurde ganz lebhaft, als sie davon erzählte. Ihr war das absurde Verhalten des Vaters wohl bewusst, der an Puppe und Puppengeschirr dachte, wo andere versuchten, Wertsachen oder Haushaltsgegenstände zu retten. Doch sie sah es auch als Beweis seiner großen Zuneigung und freute sich darüber. All ihre Gefühle wurden wach, als sie die Geschichte erzählte und sie sagte: »Denken Sie doch nur, da wieder rein zu gehen, bloß wegen meiner Puppe!« (KASSEL)

Mahlzeiten – Lebendes Bild

Die Teilnehmer werden sich an die Rituale erinnern, die mit den Mahlzeiten in Kindertagen verbunden waren:

Es wurde gebetet. – Man musste warten, bis der Vater kam. – Nur die Erwachsenen durften sprechen. – Nie setzte sich die Mutter in Ruhe hin, sondern eilte zwischen Küche und Esstisch hin und her. – Die besten Stücke Fleisch erhielten Vater und Brüder. – Jeder saß an einem bestimmten Platz.

Wenn jemandem eine besonders eindrucksvolle Erinnerung einfällt, kann man ihn bitten, die restliche Gruppe so um einen Tisch zu setzen, wie einst seine Familienangehörigen. Man kann in der Phantasie oder Realität ein Foto dieses Standbildes machen und den »Regisseur« bitten, es zum Leben zu erwecken, indem er ihnen typische Redewendungen in den Mund legt oder Handlungen vorschlägt.

Kost aus Kindertagen – Erinnerungen in der Schüssel

Um Erinnerungen über Mutters (oder Großmutters) Kochkünste anzustoßen, reicht man einen Teller oder eine Schüssel reihum und bittet die Teilnehmer, ihr Lieblingsgericht (oder die am meisten gehasste) Speise ihrer Kindheit zu nennen. Der eine oder andere wird sich erinnern, wie das Gericht zubereitet wurde und unter welchen Umständen es gegessen wurde. Andere sagen vielleicht nur: »Pudding« oder »Eintopf«- oder auch gar nichts. Es geht nicht um einen Gedächtnistest, sondern um eine Art Brainstormig als Auftakt für weitere »Essens-Erinnerungen.«

Pflegende Angehörige erinnern sich vielleicht an eine Spezialität der Familie ihres dementiell erkrankten Ehepartners und können dies zuerst ihm und dann der Gruppe mitteilen: »Mir fällt gerade der unvergleichliche Zwetschgenkuchen deiner Mutter ein, weißt du noch?« So wird der Erkrankte in das Gruppengespräch einbezogen, ohne dass er gezwungen ist, selbst etwas zu äußern. Es lohnt sich indes immer abzuwarten, ob die Erkrankten nicht plötzlich in diese Gruppenunterhaltungen etwas einbringen, was ihnen die Angehörigen gar nicht zutrauen.

Lieblingsspeisen – Kochen und Rezepte sammeln

Als Fortsetzung der »Schüssel-Übung« kann man einige der genannten Speisen in der Gruppe zubereiten. Es wäre auch möglich, dass die Angehörigen dies zu Hause tun und die Ergebnisse mit zum nächsten Treffen bringen.

In der norwegischen Gruppe gab es einen sehr lustigen Nachmittag, an dem Pfannkuchen gebacken und gemeinsam verspeist wurden. Viele »Pfannkuchen-Geschichten« wurden erzählt. Es war wichtig, dass die dementiell Erkrankten nur Aufgaben erhielten, die sie gut bewältigen konnten. Eine Teilnehmerin ließ ein Ei fallen, was für sie so traumatisch war, dass sie sich künftig weigerte, an den Treffen teilzunehmen. (OSLO)

206

Für viele Gruppen wird es eine zu anspruchsvolle Aufgabe sein, eine Sammlung mit alten Rezepten zusammenzustellen. Aber vielleicht können einige wenige Rezepte gemeinsam mit den Geschichten von den Müttern (oder Großmüttern), die sie einst zubereitet haben, zu einer kleinen Broschüre zusammengestellt werden. So wird auf die Arbeit in der Gruppe aufmerksam gemacht und auf die Möglichkeiten, die dementiell Erkrankten offen stehen.

Hausarbeiten – Vertraute Fertigkeiten zeigen

Praktische Hausarbeit aktiviert bei Männern wie Frauen das Erinnerungsvermögen. Beide erinnern sich sicher daran, dass sie zum Einkaufen geschickt wurden, Brennholz sammeln sollten, Silber polierten, den Hühnerstall reinigen oder Wäsche legen oder aufhängen sollten.

Hier helfen Brennholzscheite, ein Waschbrett mit Kernseife, ein Einkaufsnetz, Silberputzzeug und Besteck oder Leintücher beim Erinnern.

Oft übernahmen die Väter ganz besondere Aufgaben im Haus: Sie putzten und reparierten Schuhe oder (weniger erfreulich) versohlten die Kinder. Versucht man, sich die Familienmitglieder bei bestimmten Tätigkeiten vorzustellen, werden sie viel lebendiger. Führt man dann die Tätigkeiten wieder aus (ohne das Versohlen der Kinder), erinnert der Körper die Handlungen und gleichzeitig werden die Personen und Orte, die zu diesen Tätigkeiten gehörten, wieder präsent. Hier helfen auch die entsprechenden Gerüche: Waschlauge, Schuhcreme und Silberputzzeug.

In der norwegischen Gruppe wurden Messer mit Sand und Seife geschliffen. Eine unerfreuliche Tätigkeit in der Jugend, jetzt aber mit großer Begeisterung und vielen Erinnerungen ausgeführt. (OSLO)

Strafen – Theaterspielen

Sehr beliebt ist im Allgemeinen die Schilderung von Kinderstreichen und deren oft schmerzhafte Folgen. Wenn in der Kleingruppe solche Erinnerungen ausgetauscht wurden, kann man versuchen, eine besonders eindrucksvolle Szene den anderen Teilnehmern vorspielen. Bevor die anderen Gruppen ihre Szenen spielen, sollten sie Zeit haben, das jeweilige Spiel zu kommentieren.

Man kann auch reihum fragen, wer in der Familie für die Strafen zuständig war und welche Strafen üblich waren.

Waschtag – Vertraute Fertigkeiten ausüben

Viele Menschen verbinden mit dem Thema intensive Erinnerungen über die schwere Arbeit des Waschens und Trocknens vor der Einführung von Wasch- und Trockenmaschinen. Eine Mangel, ein Waschbrett, ein Becken mit warmer Lauge lässt viele Menschen zeigen, was sie noch können, ohne dass sie es in Worte fassen müssen. Wenn man richtige Wäschestücke in richtiger Lauge schwenken kann und dabei spürt, wie schwer der Stoff wird und wie weich die Hände, stellen sich rasch die Erinnerungen ein.

Krankheiten und Hausmittel – Sinne anregen

Dies ist ein assoziationsreiches Thema, wenn es auch für Teilnehmer, die Familienmitglieder durch Krankheiten verloren haben, sehr traurig sein kann. Manch einer wird sich erinnern, dass er mit Scharlach oder einer anderen ansteckenden Krankheit auf der Isolationsstation im Krankenhaus war.

Hierzu passen Bilder des örtlichen Krankenhauses, sofern es damals schon bestand. Wer erinnert sich an den Hausarzt und dessen Eigenarten, wer an besonders unangenehme oder dramatische Behandlungen? Es gab eine Menge von Hausmitteln und Medikamenten, die von den Müttern verabreicht wurden – etwas Recherche wird Namen, Gerüche, Anwendungsmöglichkeiten und Aussehen in Erinnerung bringen. Besser ist natürlich, wenn man Eukalyptussalbe, Jod, Lebertran und anderes in der Gruppe herumreichen kann. Vielleicht ergeben sich dann Geschichten, wie das Schlucken bitterer Medizin versüßt wurde.

Badetag – Theaterspielen

Hier geht es um das Bad, das einmal in der Woche in der Küche in einem Zuber genommen wurde, um die Prozedur des Erhitzen des Wassers, das Füllen und Leeren der Badewanne. Wer teilte mit welchem Geschwister die Wanne, in welcher Reihenfolge wurde in der Familie gebadet?

Wenn man einen alten Badezuber organisieren kann, setzt sich vielleicht ein Teilnehmer hinein, ein anderer gibt vor, die »Mutter« zu sein, die das Kind abschrubbt – das Ergebnis kann große Heiterkeit sein.

Zeit zum Schlafengehen – Hantieren mit Gegenständen

Welche Rituale gab es am Abend? Brauchte man noch eine Kerze, um den Weg ins Bett zu finden? Wer betete vor dem Einschlafen? Mit wem teilte man Schlafzimmer oder gar Bett? Welche Schlaflieder sang die Mutter?

Alte Wärmflaschen, Kopfkissen, Nachthemden werden dazu herumgereicht.

Eine dementiell erkrankte Dame erinnerte sich, dass ihr kleiner Bruder sie regelmäßig aufweckte, wenn die Eltern ausgegangen waren, damit sie mit ihm Eisenbahn spielte. Einmal kam der Vater unerwartet zurück. Er gab vor, die Kinder gar nicht zu sehen, da er sie nicht bei ihrem Vergnügen stören wollte. (KASSEL)

▷ Ausklang

• Die Teilnehmer nennen ein Kinderlied, vielleicht auch ein Schlaf-lied, und die Gruppe singt es zum Abschied. (Guten Abend, gute Nacht, Schlaf Kindchen, schlaf...)

Erinnern sich die Teilnehmer an bestimmte Redewendungen und Sprüche, die abends zu den Kindern gesagt wurden? Etwa:

»Ab in die Federn«,

»Wer nicht schläft, wächst nicht«,

»Träume süß von sauren Gurken«.

• Vielleicht möchte die Gruppe ein Abendgebet zusammen sprechen, etwa

»Müde bin ich, geh zur Ruh...«

▷ Aktivitäten im häuslichen Umfeld

• Die Angehörigen nehmen Kontakt zu jemandem auf, der den Erkrankten und seine Familie früher kannte: ein Verwandter, ein ehemaliger Nachbar oder Spielkamerad und bitten, einige Erinne-rungen aufzuschreiben oder auf Band zu sprechen. Wenn die Per-son in der Nähe wohnt, kann sie eingeladen werden, um über die Erinnerungen mit dem Kranken zu sprechen. Vor dem Besuch wird der Kranke auf die Person und die Thematik eingestimmt.

• Wenn es in der Nähe ein Spielzeug- oder Kindheitsmuseum gibt, kann man dorthin einen Ausflug unternehmen.

• Vielleicht findet man Abbildungen von Spielen, Spielzeug und alten Haushaltsgegenständen, die man – gegebenenfalls mit Fotos

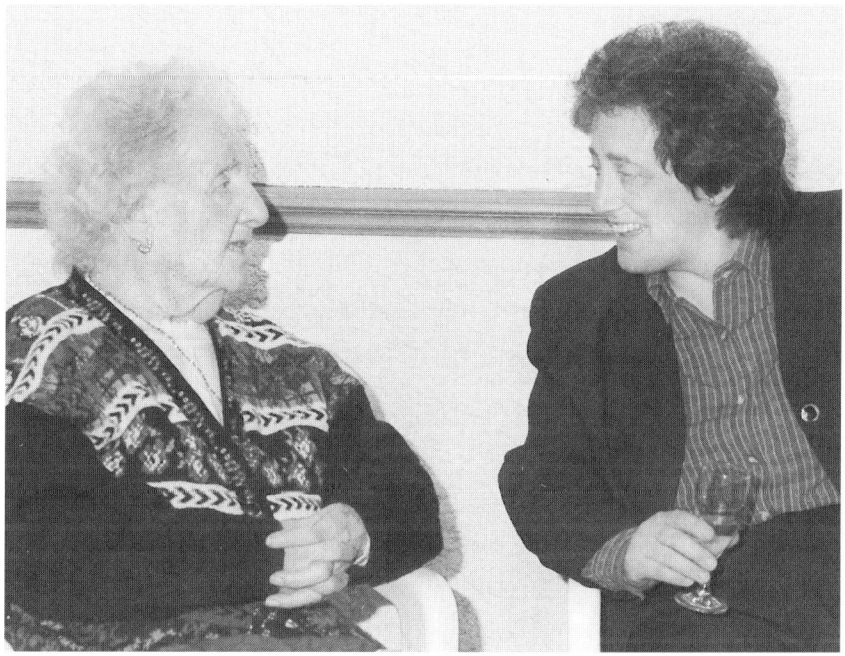

Gertie bringt Pam ein Lied aus ihrer Kindheit bei

vom Elternhaus – in ein Album kleben kann. Der Kranke soll so212weit wie möglich daran beteiligt werden.

- Die Angehörigen schreiben Namen und Orte auf alte Fotos, damit sie auch von anderen benutzt werden können, wenn sie sich mit dem Kranken unterhalten.

- Die Angehörigen stellen einen Stammbaum her und vervollständigen ihn im Laufe der Zeit durch die Namen und – falls vorhanden – Fotos der Familie.

- Man versucht, zu Hause ein Lieblingsessen aus Kindertagen zuzubereiten.

Wo ich aufgewachsen bin

Bei dieser Thematik geht es um die unmittelbare Umgebung des Elternhauses. Es geht um die Orte, an denen sie spielten und an denen ihre Freunde lebten. Man muss damit rechnen, dass die Teilnehmer aus unterschiedlichen Gegenden stammen und ihr Hintergrund sich stark unterscheidet. Manche werden in ländlichen, manche in städtischen Gegenden aufgewachsen sein. Manche werden in der Kindheit viel umgezogen sein und keine eindeutige Zuordnung an das Elternhaus und sein Umfeld finden. Auch eine unterschiedliche Generationszugehörigkeit der Teilnehmer wird eine Rolle spielen.

▷ Materialien

Springseil, Würfel, Steine, Zigarettenkärtchen, Murmeln, Reifen, Kreide, Fußball, Drachen, Kastanien.

▷ Einstimmung

Straßenlärm – Klangcollage
Geräusche vermitteln Atmosphäre. Viele ältere Menschen erinnern sich an Straßenhändler, die ihre Ware ausriefen (manchmal an speziellen Wochentagen oder zu bestimmten Feiertagen) und etwa bestimmte Schellen dabei hatten, um auf sich aufmerksam zu machen. Wer auf dem Land aufwuchs, wird sich an die Geräusche der Tiere und Maschinen des Bauernhofes, an den Wind und auch die Stille erinnern.

Die Teilnehmer können unterschiedliche Rufe ausstoßen, wie »Scherenschleifer!«, »Kohlen!« und mit entsprechenden Glocken läuten. Man kann das Getrappel von Pferdehufen, das Geklingel der Straßenbahn, das Schnaufen einer Lokomotive, Vogelgezwitscher, Hundegebell, Babyweinen – was immer in den Sinn kommt – nachmachen und integrieren. Die Gruppen haben im allgemeinen viel Spaß an solch einer Klangcollage, doch damit nicht nur großer Lärm entsteht, sollte ein Zeichen für Anfang und Ende, für Auf- und Abschwellen der Lautstärke vereinbart werden. Es kann »Solostimmen« geben und Augenblicke, wenn nur bestimmte Geräusche zu hören sind.

Diese Übung wird jedes Mal unterschiedlich ausfallen und es ist wichtig, dass man auf alle Überraschungen gefasst ist – das Wichtigste ist, dass alle dabei Spaß haben und sich keiner durch den Lärm verängstigt oder verärgert fühlt.

Himmel und Hölle – Spielen

Auf dem Boden werden Kästchen mit Kreide aufgezeichnet und die Teilnehmer erklären die Regeln. Manch einer will vielleicht versuchen zu hüpfen.

Murmeln

Auf dem Boden (oder dem Tisch) wird mit Murmeln gespielt und die Teilnehmer versuchen sich an die Regeln zu erinnern, an besondere Spielerfahrungen, besonders schöne Murmeln, die sie besessen oder verloren haben. Am besten ist, wenn man dabei nach draußen gehen kann und eine entsprechend sandige Stelle finden. Vielleicht häuft man auch einfach genügend Sand auf einem Tisch an, damit ohne mühsames Bücken gespielt werden kann.

▷ Aktivitäten

Meine Straße – Herumführen und Zeichnen

In Paaren oder kleinen Gruppen stellen sich die Teilnehmer vor, welchen Blick sie von der Schwelle ihres Elternhauses hatten. Statt sich nur zu unterhalten, kann man sich bei der Beschreibung auch im Raum bewegen: Die Haustür wird geöffnet, man tritt hinaus und geht mit den Partnern die Straße entlang (oder den Gartenweg) und schildert, was zu sehen ist. Die Helfer liefern entsprechende Stichworte: Nachbarn, Freunde, Geschäfte, Straßenpflaster, Gartenzäune, Laternenpfähle, Briefkasten, Mülltonne, Pfütze.

Ein pflegender Ehemann fand heraus, dass er im gleichen Quartier aufgewachsen war wie einer der dementiell Erkrankten. Er zählte die Spiele auf, die sie als Kinder auf der Straße gespielt hatten und nannte die Namen von Jungen, die in der Nachbarschaft gewohnt hatten. Der Erkrankte hatte sichtlich Vergnügen an dem Gespräch und bei einem Namen, sagte er: »Oh, das war ein ganz schöner Spitzbube. Ich habe nie mit dem gespielt, ich ging ja auf die Oberrealschule.«
Die Ehefrau war sehr berührt von dem Gespräch und es wurde ihr deutlich, dass sie diese Erinnerungen nie bei ihrem Mann hätte anstoßen können, weil sie diese Details aus seiner Kindheit nicht kannte. (KASSEL)

Herumzulaufen, Dinge auszudeuten und sich zu erinnern, ist für die meisten Kranken eine angenehme Beschäftigung und sie hören gerne den Erzählungen der anderen zu. Sie mögen sich dabei selbst an vieles erinnern. Man sollte immer nach nonverbalen Zeichen des Erkennens, Zustimmens und Erinnerns bei diesen »Führungen« Ausschau halten. Aus dem Herumlaufen kann ein Plan des Straßenzuges entstehen, den die Kranken mit Hilfe eines Angehörigen oder Freiwilligen erstellen. Dort werden die Geschäfte, Bäume, Vorgärten oder andere bedeutsame Einzelheiten eingezeichnet.

Besorgungen – Theaterspielen

Viele Teilnehmer werden als Kinder von ihren Eltern geschickt worden sein, etwas einzukaufen.

Alle erinnerten sich daran, wie sie in der offenen Kanne Milch vom Bauern geholt hatten. Fast ein jeder hatte versucht, die volle Kanne so schnell im Kreis herumzuschwingen, dass kein Tropfen verschüttet wurde. Als die Gruppenleiterin den demenzkranken Mann bat, dies vorzumachen, stand er auf und schwenkte die Kanne kunstgerecht. (KASSEL)

Als Erinnerungsgegenstände kann man Rabattmarkenhefte, eine Geldbörse mit altem Geld, ein Netz, eine Milchkanne, einen Einkaufskorb und – so vorhanden – alte Lebensmittelpackungen (etwa Kaisers Kaffee) mitbringen.

Viele der Älteren erinnern sich, dass sie oder ihre Eltern beim Kaufmann anschreiben ließen. Vielleicht macht es ihnen Spaß, in die Rolle des zögernden Kaufmanns zu schlüpfen, der bittenden Mutter oder des verschämten Kindes. Alle werden sich an das Anstellen in Kriegs- und Nachkriegszeit erinnern, an die Bezugsscheine für Nahrungsmittel und andere wichtige Güter des täglichen Bedarfs. Zu den noch gar nicht so weit in die Vergangenheit zurückreichenden Erinnerungen der Menschen aus der ehemaligen DDR und anderen Ostblockländern gehört es, dass man grundsätzlich immer eine Einkaufstasche bei sich trug, in der Erwartung, durch Anstellen an einer Schlange irgendeine Ware erwerben zu können – ohne dabei zu wissen, um was es sich handeln würde.

Diese Warteschlangen waren höchst kommunikative Versammlungen. Die Menschen kamen miteinander ins Gespräch, tauschten Vermutungen über die Menge und Qualität der zu erwartenden Ware und viele andere wichtige Informationen aus. Aus dem Stehgreif lassen sich derartige Situationen gut spielen. Ein Spaß für alle, die mitmachen und zuschauen, und eine Anregung für weitere Reminiszenzen.

Kinderfreundschaften – Zeichnen und Malen

An die ersten Freundschaften kann man auf vielfältige Weise zurück-denken: Wer war die »Busenfreundin«, mit welchem »Kameraden« lie-ßen sich »Pferde stehlen«? Was wurde gespielt? Gab es dramatische und vielleicht tränenreiche Zerwürfnisse und dann ebenso emotionale Ver-söhnungen (bei den Jungen waren es möglicherweise eher Raufereien)? Nachdem in kleinen Gruppen Erinnerungen an die ersten Freund-schaften ausgetauscht wurden, kann man versuchen, gemeinsam ein Bild des besten Freundes, der besten Freundin zu malen.

Spiel auf der Straße – Erinnerungsgegenstände

Kann man vorab einige der üblichen Spiele in Erfahrung bringen, las-sen sich entsprechende Gegenstände mitbringen (Steinschleudern, Pfeil und Bogen, Steine, Murmeln, Springseil, Kastanien, alte Konser-vendosen, ein Ball....) Es werden die verschiedenen Regeln in Erinne-rung gerufen. Es mag regional unterschiedliche Bezeichnungen geben. Mit wem spielte man welche Spiele, an welchen Lieblingsorten hielt man sich dabei auf, welche Risiken ging man möglicherweise ein?

Im Kapitel »Schulzeit« wird das Thema Kinderspiele noch einmal aufgegriffen und es lassen sich gut Verbindungen zwischen beiden her-stellen.

Lieder und Reime – Singen, Aufsagen, Darstellen

Wir betrachteten Kinderspielzeug in der Gruppe und irgendwer zeigte einen Kreisel. Plötzlich fing meine Frau an, ein Lied über Kreisel zu singen, das ich von ihr noch nie gehört hatte. Es fiel ihr ein, als sie den Kreisel in der Hand hielt. Dann erinnerte sie sich noch an einige andere Dinge, mit denen sie als Kind gespielt hatte, und ich dachte nur: »Wie ist das möglich?« Irgend etwas war zu ihr zurückgekehrt, und es war gut für uns beide, das wir auf diese Weise miteinander in Beziehung treten konnten. (AMSTERDAM)

Viele dementiell Erkrankte erinnern sich an Kinderreime und Lieder und beim Mitsprechen und Singen kehren auch die Bewegungen, die damit einhergingen, zurück. Oft ist es von Vorteil, wenn die (jüngeren) Mitarbeiter darüber gar nicht Bescheid wissen, und die Kranken ihnen das eine oder andere Spiel vormachen. Natürlich können sich durch die vertrauten Bewegungen auch die alten Texte einstellen.

Etwa: »*Ringlein, Ringlein, du musst wandern, von der einen Hand zur anderen...*« oder »*Wer will fleißige Handwerker sehn’...*«.

Über das Spielen können wiederum viele Erinnerungen an Kinderfreundschaften und -feindschaften angeregt werden. Vielleicht kommen Streiche in Erinnerung, mit denen man die Nachbarn ärgerte – etwa »Klingelputzen«, bei dem an möglichst vielen Haustüren geschellt wurde und die Kinder dann so schnell wie möglich um die Ecke verschwanden.

▷ Ausklang

Man kann den Nachmittag gut mit einem Lied beenden, das die Heimatgefühle bekräftigt, wird allerdings darauf achten müssen, dass sich Menschen, die nicht aus der Gegend stammen, nicht ausgeschlossen fühlen. Vielleicht lässt sich auch für den Herkunftsort eines jeden Teilnehmers das passende Lied finden – von »Wo die Nordseewellen rauschen...« über »Auf der schwäb'schen Eisenbahn..« bis »An der Saale hellem Strande...«.

▷ Aktivitäten im häuslichen Umfeld

- Vielleicht ist es möglich, die Gegend aufzusuchen, in der der Kranke einst lebte. Selbst wenn sich vieles verändert hat, kann es ein eindrucksvolles Erlebnis sein. Geht man wieder durch die alten Straßen, sieht die alte Schule, die Geschäfte, den Park in seiner Lage zum Elternhaus, so kann die Erinnerung stimuliert werden. Nicht immer ergeben sich daraus nur positive Gefühle, aber oft gelingt es auf diese Weise wieder, einen Bezug herzustellen zu der Person, die der Kranke einst war. Natürlich sollte man den Kranken dann wieder zurück in die Gegenwart holen, etwa indem man versucht, mit ihm über die Vorteile des jetzigen Wohnorts, der jetzigen Wohnung zu sprechen.
- Manchmal verleihen die Archive von Heimat- und Stadtmuseen Bilder der Gegend, in der der Kranke aufgewachsen ist. Immer zahlreicher werden auch die Bücher von Heimatvereinen oder Regionalverlagen, die Stadtteil- und Dorfgeschichte anhand alter Fotografien darstellen.
- Es kann für Angehörige wie Kranke eine angenehme Beschäftigung sein, Fotos und andere Erinnerungsstücke aus der früheren Heimat zu einer Collage zusammenzustellen. Immer wieder ist so auch für Besucher ein Anknüpfungspunkt für Fragen und Gespräche gegeben.

Schulzeit

Dementiell Erkrankte wissen oft noch viel aus ihrer Schulzeit. Als Themen bieten sich also an: Der erste Schultag, der Schulweg, Lieblingslehrer und besonders gehasste Lehrer, Lieblingsfächer und Angstfächer, Pausenspiele und Pausenbrote, Streiche und Strafen, Zeugnisse und Prüfungen, Schulkameraden und Schulabschluss.

Manche Teilnehmer haben vielleicht nur kurze Zeit in der Schule verbracht oder sind auf Grund des Krieges oder anderer Ursachen nicht zu den Schulabschlüssen gekommen, die sie sich gewünscht hätten. Ähnlichkeiten wie Unterschiede können das Gruppengespräch beleben und das Interesse der Teilnehmer aneinander wachsen lassen.

▷ Material:

Griffel, Griffelkasten, Tafel mit Schwämmchen, Kreide, Schultasche, Tintenfass, Feder und Federhalter, Lineal, Zeugnisse, alte Schulbücher und Schulhefte, Brotdose, Schulmütze, Schürze.

▷ Einstimmung

- Gut lässt sich das Treffen mit einem Volkslied beginnen, das in der Schule gesungen wurde – manchmal könnte es auch ein Kirchenlied sein. Singen vermittelt sehr intensiv das Gefühl der Zugehörigkeit und war früher – oft gemeinsam mit einem Gebet – unverzichtbares Ritual am Anfang des Schultages.
- Die Teilnehmer versetzen sich zurück in ihr altes Klassenzimmer und erzählen einander, wie es dort aussah: Wie stehen die Schulbänke, gibt es ein Pult für den Lehrer, was hängt an den Wänden

(vielleicht eine Landkarte, Kinderzeichnungen, ein Kruzifix oder das Bild des »Führers«?) Wo steht der Rohrstock, der Papierkorb, die Tafel?

Hier geht es nicht um lange Geschichten, sondern darum, die Teilnehmer zurückzubringen in eine gemeinsam geteilte Vergangenheit. Nicht jeder braucht sich zu äußern, es soll ja kein Leistungsdruck entstehen – doch jeder soll die Gelegenheit haben beizusteuern, was ihm in den Sinn kommt.

- Eine Schultasche wird herumgereicht. Die Teilnehmer sagen, was sie in ihren Ranzen gepackt hätten – einen Apfel, ein Schulheft, den Hausschlüssel, die Steinschleuder...

    Wieder braucht nur ein Wort gesagt werden – die Ideen der anderen bringen auch eigene Erinnerungen zum Klingen.

▷ Aktivitäten

Der Schulweg – Gruppengespräch

Lassen Sie die Teilnehmer erzählen, wie sie zur Schule kamen: Liefen sie eine weite Strecke zu Fuß, fuhren sie mit dem Fahrrad, dem Bus, konnten sie manchmal auf einem Fahrzeug mitfahren?

Gingen sie allein oder machten sie den Weg mit Schulkameraden?

Gab es besonders interessante Stellen unterwegs: einen Bachlauf, einen Wald, einen bissigen Hund, ein Geschäft, an dessen Scheiben man sich die Nasen platt drückte?

Gut ist es, wenn man von Angehörigen ein paar Informationen über Details des Schulwegs einholen kann und diese dann als Schlüssel zum Gedächtnis nutzen kann.

Gegenstände aus dem Klassenzimmer – Herumreichen von Gegenständen

Verteilen Sie Griffelkästen, Tafel, Schulbücher, einen Atlas, eine Brotdose, Stifte, Federhalter, Schwammdose und anderes auf dem Tisch. Jeder hat die Möglichkeit, etwas auszusuchen. Manchmal fällt es den Kranken schwer, sich zu entscheiden, dann sollte ein Helfer die Auswahl unterstützen. Man kann auch die Dinge auf einem Tablett oder in einem Korb von einem zum anderen tragen und dadurch ein höheres Maß an Anteilnahme erreichen.

Die ausgesuchten Gegenstände werden dann in Kleingruppen oder zu zweit angeschaut – welche Erinnerungen stellen sich wohl ein, wenn man ein wenig abwartet und die richtigen Stichworte liefert?

Nellie und eine freiwillige Helferin beschäftigten sich mit einer Schultafel, auf der sich einige Muscheln befanden. Die Helferin meinte schließlich, die Muscheln kämen ihr wie Schäfchen vor. Nelli fand das höchst amüsant und lachte, als die Helferin die Muscheln in eine Ecke der Tafel wie ins Gatter trieb. (BRADFORD)

Wenn man in einer kleinen Gruppe einen Gegenstand nach dem andern hochhält und abwartet, werden sicher einige Begriffe genannt. Auch wer nichts kommentieren möchte, kann doch Spaß an dem Raten der anderen haben.

Gedichte, Rechenübungen, Formeln, Eselsbrücken – Aus dem Gedächtnis aufsagen

Wenn die ganze Gruppe gemeinsam ein altes Gedicht aufsagt, mathematische Formeln oder bekannte Eselsbrücken (»333 Issus große Keilerei«) aufsagt, werden die Teilnehmer schnell zurückversetzt in ihre Schulzeit. Was in der Kindheit auswendig gelernt wurde, bleibt oft lange erhalten und auch wer sonst kaum noch spricht, findet die richtigen Worte.

Eine Angehörige erzählte uns, wie sie eines Tages angefangen hatte, ein langes Gedicht von Goethe aufzusagen. Als sie innehielt, vollendete ihr kranker Mann das Gedicht. (WIEN)

Wieder in der Schule – Schreiben

Stellen Sie Tintenfässer hin, legen Federhalter und Feder daneben, Schreibpapier oder Schulhefte mit Linien und Löschblätter. Manche Teilnehmer werden Lust bekommen zu schreiben, die anderen schauen ihnen zu. Günstig ist, wenn schon etwas vorgeschrieben ist. Bis 1942 wurde in den deutschen Schulen ausschließlich die sogenannte »Deutsche Schrift« gelehrt – vielen Kranken mögen die damals fleißig eingeübten Buchstaben noch leicht von der Hand gehen.

Als wir Herrn B. einen Text in die Hand gaben, der in deutscher Schrift geschrieben war, fing er gleich an, ihn mit seiner wohlklingenden Stimme vorzulesen. Er war sichtlich stolz, als die Jüngeren ihm versicherten, dass sie die Geschichte ohne seine Hilfe nicht hätten verstehen können. Jeder erzählte jetzt, ob er die deutsche Schrift noch gelernt und unter welchen Umständen er sich umgestellt hatte. Einige erinnerten sich an Verwandte, die nie die andere Schrift gelernt hatten und deren Briefe daher für Jüngere schwer zu entziffern waren. (KASSEL)

Als ich Schulkind war – Zeichnen

In der Kleingruppe oder zu zweit erinnert man sich an die Schulzeit und zeichnet dann ein Bild des Erkrankten als Schüler – entweder im Klassenzimmer oder auf dem Pausenhof. Vielleicht hält er etwas in der Hand oder ein Freund steht neben ihm. Wenn es dem Kranken schwer fällt, sich zu äußern, achtet man um so genauer auf seinen Gesichtsausdruck, seine Körperhaltung.

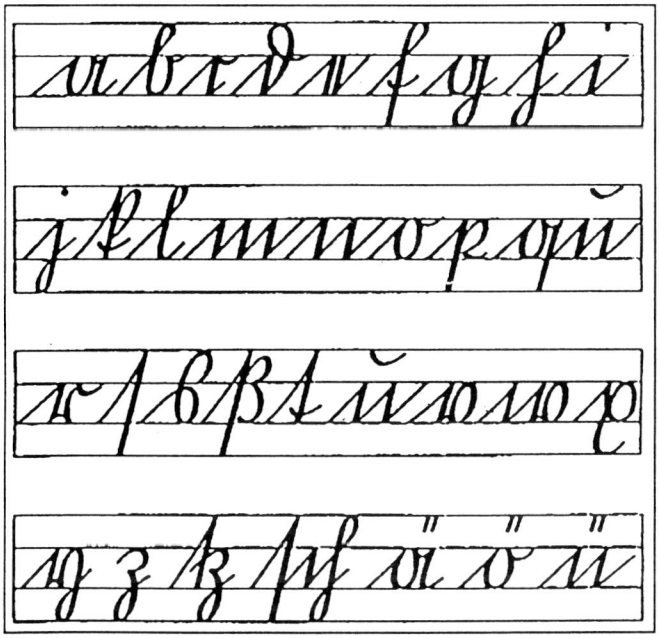

Ein Blatt mit »deutscher Schrift« – für jüngere Menschen kaum mehr zu entziffern.

Es geht wieder nicht um die Schönheit des Bildes, sondern um das Nachfragen und die Darstellung von Einzelheiten, die möglicherweise wie ein Domino zu weiteren Erinnerungssteinchen führen können. Trug man lange Strümpfe? Wie sahen die Schuhe aus? Mussten die Mädchen Schürzen tragen, die Jungen Mützen (oder war beides verpönt?) Hatte das Mädchen Zöpfe mit Schleifen? Wie kurz geschoren wurden die Haare der Jungen?

Ein Ehepaar kannte sich schon seit der Schulzeit und war einst in dieselbe Klasse gegangen. Die dementiell erkrankte Frau erzählte gerne, wie viel Freude sie am Unterricht gehabt hatte und wie gut sie mit ihren Klassenkameraden ausgekommen war. Im Laufe der Zeit empfand sie die anderen Gruppenteilnehmern wie ihre ehemaligen Schulkameraden und sagte immer wieder: »Wir verstehen und doch gut, wir gehen schließlich in dieselbe Schule, nicht wahr.« (KASSEL)

Schwätzen – Theaterspielen

Wählen Sie ein typisches Vorkommnis aus dem Unterricht aus und spielen sie, als würde es sich gerade jetzt ereignen. Entweder spielt die ganze Gruppe mit oder einzelne Kleingruppen üben etwas ein, dass sie dann den anderen vorführen.

Das Theaterspielen macht Spaß. Es fördert das Gruppengefühl und gibt einer vielleicht oft erzählten Geschichte neues Leben und eine neue Dimension. Für die »Theaterspieler« kann es einen richtigen Energieschub bedeuten. Wenn die Atmosphäre offen und locker ist, erhält jeder viel Anerkennung, für das, was immer er beitragen kann und mag. Den Zuschauern kommen bei den Szenen meist viele eigene Erinnerungen ins Gedächtnis, bekannte Situationen werden wiedererkannt. Einfallsreichtum und Humor werden zu einer Quelle, aus der die erstaunlichsten Erinnerungen zutage treten können.

Die Teilnehmer versuchen, sich an Schulvergehen und die darauf folgende Bestrafung zu erinnern. Vielleicht ist jemand zu spät gekommen, hat Papierkügelchen geworfen, die Hausaufgabe vergessen, die Vokabeln nicht gekonnt oder die Mädchen an den Zöpfen gezogen. Man wählt eine Geschichte aus und spielt sie nach. Eine Mitarbeiterin gibt vor, die gestrenge Lehrerin zu sein und bittet die anderen um Ideen, was sie wohl sagt und was die Schüler entgegnen. So kann sie das Spiel dirigieren und darauf achten, dass alle, die möchten, einbezogen sind.

Joan erinnerte sich daran, dass sie ein unartiges Kind war und einmal die Zöpfe ihrer Freundin an der Stuhllehne festband. Als die Freundin aufgerufen wurde, konnte sie nicht aufstehen, weil der schwere Stuhl sie zurückhielt. Das gab Ärger für Joan! Die Gruppe spielte die Szene, wobei die Leiterin die Rolle der Lehrerin übernahm. Die Szene brachte viel Lachen und gleichzeitig viele Erinnerungen an andere Schulstreiche. (LONDON)

Zu dritt oder viert erinnern sich die Teilnehmer an Strafen und überlegen, wie sie dies vor den anderen darstellen können. Das kann durch ein kurzes Rollenspiel geschehen oder dadurch, dass ein Angehöriger oder ein Helfer die Geschichte des Kranken wiedererzählt. Manch ein Teilnehmer mag sich vor einem »Auftritt« scheuen, aber doch Spaß daran haben, Teil einer Gruppe zu sein, die für eine Darstellung Applaus und Lob erhält.

Auf dem Schulhof – Gegenstände herumreichen

Werden Kreide, Springseil, Ball, Murmeln und Trillerpfeife herumreicht und bekannte Abzählreime und Lieder angestimmt, wird für die meisten die Situation auf dem Schulhof präsent werden. Was spielten die Mädchen, was die Jungen? Einige Teilnehmer werden sich erinnern, dass sie gesittet im Kreis gehen mussten unter den Blicken eines strengen Lehrers, andere werden noch wissen, wie sie der Aufsicht entwischten.

Manch ein Milchzahn mag auf dem Pausenhof im eifrigen Spiel verloren gegangen sein. Es gab eine Rangordnung und größere Schüler führten oft ein strenges Regiment über die kleineren. Auch diese Erinnerungen lassen sich nachspielen oder in einer größeren Gruppe nacherzählen.

Die Tochter einer dementiell erkrankten Teilnehmerin erzählte, wie sie einmal zur Direktorin bestellt wurde, weil sie einem Jungen, für den sie schwärmte, Schnee ins Gesicht gerieben hatte. Ihre Mutter war ganz empört und sagte: »Na, das hast du mir ja noch nie erzählt!« Alle lachten, weil sie merkten, dass man auch nach vielen Jahren noch Neues über eine vertraute Person erfahren kann.

In dieser Situation fühlte die Tochter auch, dass ihre Mutter sich noch wie früher verhalten konnte, als sie noch ein Kind war, und das machte sie froh. (STOCKHOLM)

Hier lassen sich auch Vergleiche zu heute anstellen. Was wissen die Teilnehmer über die Sitten ihrer Enkel auf dem Schulhof? Welche Spiele kennen sie? Was ist gleich geblieben?

Geliebte und gefürchtete Lehrer – Schreiben

Die Geschichten über Lehrer und die Fächer, die sie unterrichteten, können aufgeschrieben und gesammelt werden. Man könnte für die einzelnen Teilnehmer ein Zeugnis im alten Stil schreiben. Wer noch seine Zeugnisse besitzt, kann sie mitbringen.

Versäumte Schultage – Geschichten erzählen und spielen

Aus den unterschiedlichsten Gründen versäumten die Kinder die Schule: Weil sie krank waren, sich um kleine Geschwister kümmerten oder anderweitig zu Hause helfen mussten, wegen der Wirren von Krieg und Flucht.

Andere schwänzten die Schule einfach und wurden vielleicht von einem Polizisten aufgegriffen oder einem aufmerksamen Nachbarn. Wenn die Teilnehmer ihre Erfahrungen berichten, lassen sich daraus kleine Szenen entwickeln.

Klassenfoto – Gruppenfoto

Die Angehörigen bringen alte Klassenfotos mit und die Kranken zeigen sie herum. Man kann mit der Gruppe ein Klassenbild nachstellen, als sei man in der Schule. Jeder beschreibt die Kleidung, die er damals trug, wer die besten Freunde waren, wer Grimassen schnitt, als die Aufnahme gemacht wurde, wie der Apparat des Fotografen aussah usw. Vielleicht kann man wirklich eine Aufnahme machen und zum nächsten Treffen mitbringen.

Schulfeiern – Lebendes Bild

Besondere Feiern in der Schulzeit, wie Sportfeste, Einweihungsfeste, Weihnachtsfeiern, Abschlussfeiern, werden oft lebhaft erinnert. Manchmal findet man in der Stadtbücherei entsprechendes Bildmaterial oder die Teilnehmer selbst haben noch Fotos, die sie mitbringen. Hat man sich darüber unterhalten, können sich die Teilnehmer aufstellen, als würden sie auf einem der Fotos abgebildet. Wenn sie für die Aufnahme (tatsächlich fotografiert oder nur vorgegeben) posiert haben, werden sie für kurze Zeit zum Leben »erweckt«, d.h. sie singen oder sagen wenige Worte und bewegen sich wie damals hin und her.

▷ Ausklang

- Zum Abschied singen alle zusammen ein Lied, das sie aus ihrer Schulzeit erinnern.
- Die Teilnehmer erhalten Gelegenheit, in einem Wort oder Satz zu sagen, wie sie sich an ihrem letzten Schultag fühlten.

▷ Aktivitäten im häuslichen Umfeld

- Vielleicht haben die Pflegenden die Möglichkeit, mit ihren Kranken einmal das Schulgebäude zu besuchen, in das sie vor Jahrzehnten als Schüler gingen. Wenn dort heute noch unterrichtet wird, lassen sich gut Vergleiche zu früher anstellen (Farbgestaltung, Wandschmuck, Gerüche, Umbauten usw.) Man könnte ein Foto machen und es das nächst Mal mit in die Gruppe bringen.

Als wir vor der Katerina-Norra-Schule standen, wurde Mutter ganz lebhaft und fröhlich. Sie deutete auf ihren ehemaligen Klassenraum, auf die Turnhalle, das Schwimmbad und so fort. Sie erzählte mir alles mögliche über den Schwimmunterricht, über die Schwimmprüfungen, die Turnstunden und wie sie die Mittelschule in Sofia angefangen hatte. Sie erinnerte sich auch, dass sie gar nicht weiter zu Schule gehen wollte, weil sie lieber Friseuse werden wollte. Sie machte auch ein Jahr lang eine Lehre, hatte dann aber vom vielen Stehen Rückenbeschwerden und wurde Schreibkraft.

In der darauffolgenden Woche brachte ich Mutter ein paar ihrer alten Schulbücher und diese lösten neue Erinnerungen aus. Sie erzählte, wie sie immer ihrer Puppe daraus vorgelesen hatte. Besonders den »Wachtmeister Stahl« hatte sie gemocht und einmal für das Aufsagen von »Männer, Mut und Tapferkeit« eine gute Note bekommen. Ich erzählte, wie ich in der Schule »Die zwei Dragoner« aufsagen musste. Mutter und ich verbrachten eine höchst angenehme Zeit bei diesem und anderen Themen. (STOCKHOLM)

- Enkel und Nachbarskinder können eingeladen werden, um mit dem Kranken über ihre Schulerfahrungen zu sprechen. Man könnte vergleichen, wie unterschiedlich die Kinder damals und heute schreiben oder wie die Zeugnisse aussehen. Alte und neue Abzählreime und Schülersprüche können ausgetauscht werden.

- Stellt man fest, dass der Kranke viele glückliche Erinnerungen mit der Schulzeit verbindet, dass er gerne an die Scherze, Spiele und Lieder zurück denkt, kann der Angehörige sie in sein tägliches Kommunikations«repertoire« aufnehmen, mit dem er den Tag über immer wieder versucht, positive Gedanken, Gefühle und Aktivitäten anzustoßen.

- Geschwister und einstige Schulkameraden können auf ihre Erinnerungen angesprochen werden und so helfen, dem Kranken den Zugang zu seiner Vergangenheit zu öffnen.

Arbeitswelt

Erinnerungen an das Berufsleben stellen mitunter erstaunliche Verbindungen zwischen den Teilnehmern her. Vielleicht arbeiteten Menschen für den selben Betrieb oder haben die gleiche Lehre gemacht. Anknüpfungspunkte sind die erste Arbeitsstelle, der Weg zur Arbeit, Ablauf und Länge des Arbeitstages, die Arbeitskleidung, die Pausen, die Maschinen und Geräte. Man kann über strenge oder wohlwollende Vorgesetzte, die Höhe der Bezahlung, die Kollegen, die Notwenigkeit von Arbeitsplatz- und Berufswechsels sprechen.

Besonders Männer werden mit diesem Thema gut erreicht. Sie scheuen sich oft, über persönliche Dinge in der Gruppe zu sprechen. Frauen, die nicht berufstätig waren, haben meist vieles über ihr reiches Arbeitsleben im Haushalt und in der Familien zu berichten.

Für manche Berufe ist es natürlich schwierig, Erinnerungsgegenstände zu finden. Etwa Mitarbeiter in Verwaltungen. Je besser man die Teilnehmer kennt, desto leichter wird es – mit Unterstützung der Familie – das richtige Material und die passenden Schlüsselworte zu finden.

▷ Materialien:

Werkzeugkiste, Schreibmaschine, Lohntüte, Arbeitszeugnis, Gewerkschaftsbuch, Lehrvertrag, Arbeitsschürze, Arbeitshandschuhe, Arbeitsmütze, Kassetten mit Geräuschen unterschiedlicher Arbeitsplätze, Ausstattung für einen Schreibtisch, Waschbrett, Staubwedel, Bügeleisen, Bildmaterial von Fabriken, typische Produkte lokaler Firmen u.a.m.

▷ Einstimmung

- Legen Sie eine Auswahl von Materialien auf den Tisch. Die Teilnehmer nehmen, was sie interessiert. Es sollten auch Gegenstände
  vertreten sein, die man in der Hausarbeit benutzt, damit sich Frau-
  en nicht ausgeschlossen fühlen, die nicht berufstätig waren oder die
  vielleicht im Haushalt gearbeitet haben. Man kann die Gegenstände dann herumreichen lassen und darüber sprechen, wozu sie
  benutzt wurden, wie sie sich anfühlen, ob man sie heute noch findet – und vieles mehr.

Leslie betrachtet lange einen alten Holzhobel. Er fährt mit dem Hobel immer wieder am Tisch entlang und ist hoch konzentriert. Diese Bewegung fällt ihm viel
leichter als das Sprechen. (LONDON)

- Mitarbeiter, Freiwillige und Angehörige fangen an, eine typische
  Handlung ihrer ersten Berufstätigkeit schweigend vorzumachen.
  Die andern versuchen, sie zu erraten. Dann ist der nächste dran.
  Die Kranken brauchen wahrscheinlich etwas Hilfe dabei, sich eine
  Tätigkeit auszudenken, aber die durch die Pantomime herbeige-
  führte allgemeine Fröhlichkeit wird sie motivieren, am Spiel teilzunehmen. Es kann auch ein Helfer die Rolle des Kranken übernehmen – immer wird er das Gefühl haben, interessanter Mittelpunkt
  des Geschehens zu sein. Je schwieriger es ist, die Tätigkeit panto-
  mimisch darzustellen, desto größer wird der Heiterkeitserfolg sein.

Herrn L. fiel das Laufen schwer und er konnte sich kaum noch mitteilen. Er genoss
aber sichtlich, als er einen Zollstock in die Hand bekam und ihn viele Male lächelnd
auf und zuklappte. Welche Erinnerungen an seine Tätigkeit als Schreiner mögen
ihm durch den Kopf gegangen sein? (KASSEL)

Ein Teilnehmer besteht zu Hause darauf, immer noch berufstätig zu sein. Er liebte seine Arbeit sehr und wird ärgerlich, wenn man ihm sagt, dass er jetzt Rentner sei. Also erfindet seine Frau täglich Ausreden, um ihn abzuhalten ins Büro zu gehen. Zum Schein ruft sie mitunter sogar am Arbeitsplatz an. So merkwürdig es klingen mag, es beruhigt den Kranken jedesmal.

Als die Ehefrau etwas für unser Treffen zum Thema »Hobbys« vorbereiten soll, bringt sie die alte Aktentasche ihres Mannes mit. Sie legt sie ihm auf den Schoß und bittet ihn, uns den Inhalt zu zeigen. Also packt er die ihm wohlbekannte Frühstücksdose, einen Apfel, seinen alten Taschenkalender, seinen Kugelschreiber und sein Notizbuch aus und erzählt, wie er jeden Tag ins Büro ging. Manchmal nahm er das Fahrrad, aber meist ging er zu Fuß, weil er damit für den »Vierdaagse«, einen berühmten Viertages-Lauf trainierte. In seiner Frühstücksdose findet er noch eine Medaille, die er bei dem Wettkampf gewonnen hatte. Er erzählt uns, dass die Arbeit immer sein Hobby gewesen sei und er sogar im Guinness Buch der Rekorde stehe, weil er 72 Jahre für den selben Chef gearbeitet habe.

Die anderen Angehörigen stellten ihm alle möglichen Fragen und schließlich teilt er ihnen mit, dass er vor zwei Jahren mit der Arbeit aufgehört habe. Dies war bemerkenswert, da er dies bislang nie hatte eingestehen können. (AMSTERDAM)

▷ Aktivitäten

Kindliche Berufswünsche – Wunschträume erinnern

In einer Kleingruppe beantworten alle die Frage: »Wenn ich groß bin, werde ich...«. Das mögen unrealistische Vorstellungen wie Cowboy oder Filmstar sein oder auch ganz profane wie Ingenieur oder Lehrerin. Ermuntern Sie die Teilnehmer, auch die Gründe für den Berufswunsch zu nennen und wie sie sich das Berufsleben vorstellten.

Schulabgang – Gegenstände herumreichen

In kleinen Gruppen spricht man über das Ende der Schulzeit und wie man die erste Arbeitsstelle fand.

Gut ist es, wenn man im Voraus herausfinden kann, als was die Teilnehmer gearbeitet haben und entsprechende Erinnerungsgegenstände bereithält. Es ist meist eindrucksvoll zu hören, wie lang die Ausbildungen dauerten, wie ernst die Menschen ihren Beruf nahmen und wie sie mit ihren Vorgesetzten klar kamen. Viele Menschen besitzen noch Abschlusszeugnisse oder andere Dokumente, die auf ihren Beruf hinweisen.

Der eine oder andere wird berichten können, dass fehlendes Familieneinkommen oder Kriegswirren keine gradlinige Berufsausbildung ermöglichten und wenig Rücksicht auf die Wünsche und Begabungen des Einzelnen genommen wurde. Insbesondere bei den Mädchen stand vielfach die gängige Meinung: »Du heiratest ja doch« einer qualifizierten Ausbildung im Wege.

Der erste Lohn – Eine Liste aufstellen

Fragen Sie die Teilnehmer, was sie mit ihrem ersten Lohn anfingen. Viele lieferten ihn einfach zu Hause ab und bekamen nur etwas Taschengeld. Es kann interessant sein, auf einem großen Bogen mit dicken Stift zu notieren, wofür das erste Geld ausgegeben wurde: Seidenstrümpfe, Lippenstift, Zigaretten... Vielleicht lohnt es sich, für Männer und Frauen eine getrennte Liste aufzustellen.

In vertraute oder neue Rollen schlüpfen – Verkleiden

Wenn man sich alte Uniformen oder Arbeitskleidung ausleiht, kann man die Teilnehmer und Mitarbeiter bitten, sie anzuziehen und einmal in die Rolle des Lokomotivführers, der Krankenschwester oder des Schupos zu schlüpfen. Machen Sie ein Foto von der Gruppe oder von Einzelnen. Jeder kann mitteilen, wie er sich fühlt oder was ihm in der Verkleidung gerade durch den Kopf geht.

Der Arbeitstag – Dienst- und Einsatzpläne aufstellen

Sprechen Sie in kleinen Gruppen über die Arbeitszeiten und Stunden-
löhne, die die Einzelnen zu Beginn ihrer Berufstätigkeit hatten. Oft
werden solche Einzelheiten sehr gut erinnert und es lohnt sich, hierüber Tabellen und Listen aufzustellen und herauszufinden, wer die meisten Stunden arbeiten musste. Verkäuferinnen und Hauspersonal sind
hier sicher an der Spitze. Wie lange brauchte man, um zum Arbeitsplatz
zu gelangen und welche Transportmöglichkeiten standen zur Verfügung?

Daraus lässt sich ein ganzer Stundenplan aufstellen, vom Aufstehen
am Morgen über die Wegezeit, den Arbeitstag und den Heimweg bis
zum Schlafengehen. Wie lange waren doch viele außer Haus! Und was
konnte man in seiner knappen Freizeit überhaupt noch unternehmen?
Vielleicht ergeben sich Vergleiche zwischen früher und heute.

Alte Fertigkeiten erinnern – Praktisches Arbeiten

Die Erinnerung an antrainierte Bewegungsmuster bleibt lange erhalten. Deshalb macht es vielen Teilnehmern große Freude, sich wieder
einmal an eine mechanische Schreibmaschine zu setzen, die Pedale
einer alten Nähmaschine zu treten oder ein anderes Gerät zu bedienen.

Edith erinnerte sich als Einzige, wie der Feststeller dieser altertümlichen Schreibmaschine zu lösen war, nachdem alle Jüngeren dabei kläglich versagt hatten. Es
machte ihr großen Spaß, das Papier einzuspannen, die Walze zu drehen und die
Tasten unter den Fingern zu spüren. (LONDON)

Nicht immer ist diese Fähigkeit vorhanden, und jede testähnliche
Situation muss vermieden werden. Vielleicht haben die Teilnehmer
auch einfach Freude, die Gegenstände zu betrachten und zuzusehen,
wie andere sich damit befassen.

Mary hatte in der Spinnerei einer örtlichen Fabrik gearbeitet. Wir brachten Bilder der alten Textilmaschinen mit und einzelne Gerätschaften. Sie schnupperte hingerissen an den Maschinenteilen und konnte uns im Detail erklären, was auf den Fotos zu sehen war. (BRADFORD)

Frauenarbeit – Erinnerungsgegenstände und Fertigkeiten zeigen

Für viele Frauen bedeutet früher »Arbeit« einfach »Hausarbeit«. Sprechen Sie darüber, wie viele Tätigkeiten im Haushalt anfielen. Viel körperliche Anstrengung war damit verbunden, aber auch Stolz, wenn nach dem Frühjahrsputz alles blitzte und spiegelte. Ziehen Sie Vergleiche zu heute.

Ein anderes Thema ist die Notwendigkeit, sparsam zu wirtschaften in schlechter Zeit, um alle Mäuler satt zu bekommen.

Reichen Sie alte Haushaltsgegenstände und Reinigungsmittel herum und lassen Sie die Teilnehmer zeigen und erklären, wie sie benutzt wurden.

Ein Vergleich zum Selbstverständnis der Frauen heute und die so viel leichtere Hausarbeit bietet sich an.

Haben Teilnehmer bei den Treffen die Gelegenheit zu zeigen, über welche Fertigkeiten sie noch verfügen, wird den Angehörigen oft erst bewusst, mit welcher Kompetenz und welchem Wissen die Kranken ihr Leben geführt haben.

Eine alte Dame, die sich in der Gruppe noch nicht richtig wohl fühlte, fand ihren Platz nach einem Treffen, in dem sie den anderen mitteilen konnte, dass sie früher Schriftstellerin gewesen war. Sie selbst vermochte kaum mehr zu sprechen, aber nachdem Texte, die sie verfasst hatte, in der Gruppe vorgelesen worden waren, hatten alle das Gefühl, sie besser zu kennen. Sie waren beeindruckt, von dem, was sie geleistet hatte und der Ehemann der Kranken genoss die Bewunderung, die seiner Frau zukam, gleichermaßen. (BRÜSSEL)

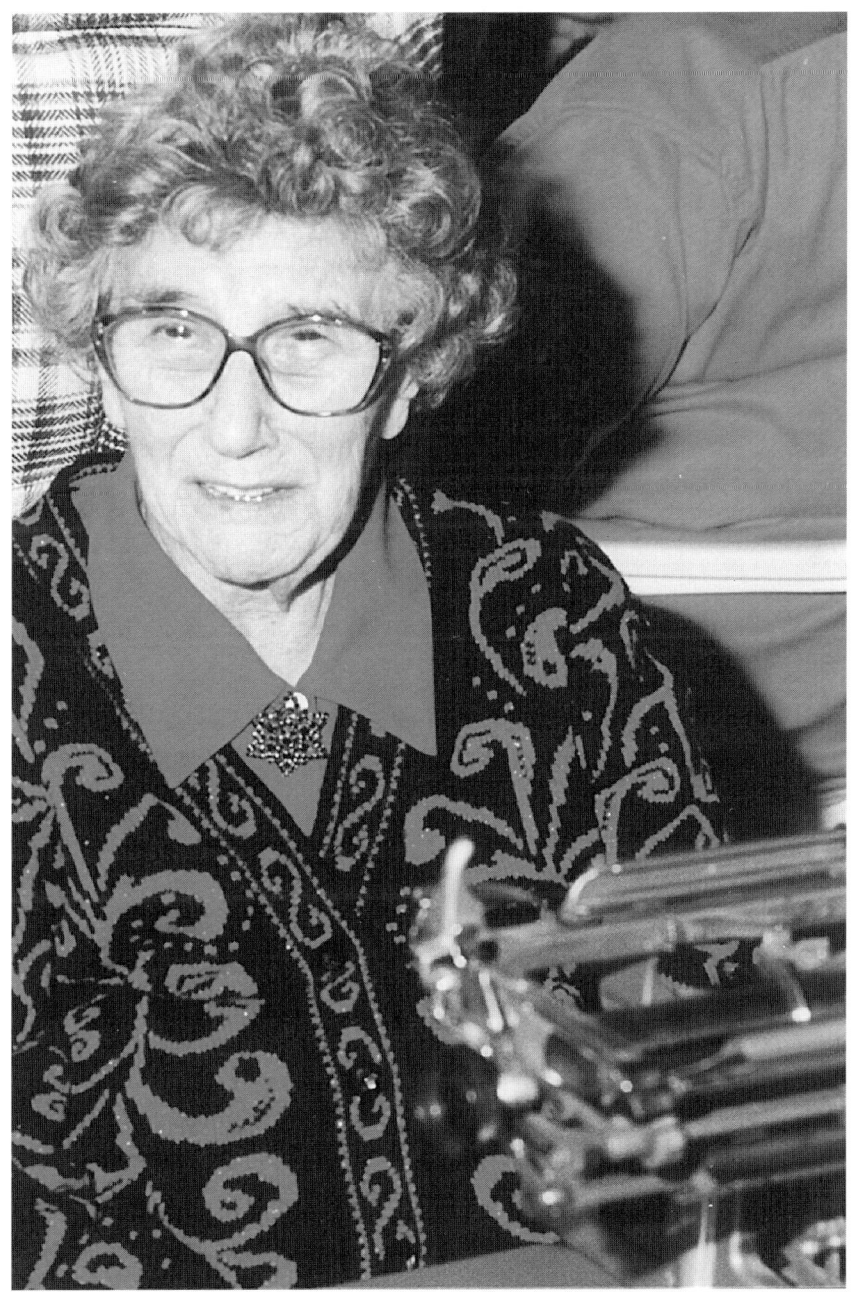

Die Kriegs- und Nachkriegsjahre bedeuteten für die Frauen ganz besondere Herausforderungen. Sie übernahmen Aufgaben und füllten Rollen aus, auf die sie das Leben nicht vorbereitet hatte. Neben allen Bedrohungen und Schrecknissen verbinden viele Frauen mit dieser Zeit auch Gefühle des Stolzes darüber, wie sie schwierigste Situationen bewältigten. Häufig sind auch Erinnerungen an den Zusammenhalt und die emotionale Nähe der Familien und Nachbarn unter extremen Gefahren. Wenn in einer Gruppe Menschen sind, die die Schrecken von Flucht und Verfolgung erlebt haben, wird man mit viel Fingerspitzengefühl versuchen, die Kraft und Stärke ins Bewusstsein zu rufen, die gerade den Frauen in diesen Jahren abverlangt wurden.

Ein pflegender Ehemann erzählt den Mitarbeiterinnen gerne und voller Bewunderung von den beruflichen Leistungen seiner Frau. Sie hat eine lange erfolgreiche Karriere als Lehrerin hinter sich und steht heute noch in Kontakt zu ehemaligen Schülern. Auch wenn die Kranke kaum etwas dazu sagen kann, genießt sie diese Erzählungen sehr, was an ihrem zufriedenen Lächeln und konzentriertem Zuhören abzulesen ist. (KASSEL)

Allerdings werden manche der dementiell Erkrankten keine Erinnerungen mehr an das haben, was sie einst geleistet haben und sie werden verwundert oder gar hilflos reagieren, wenn man sie mit Dingen konfrontiert, von denen sie nichts wissen. Anderen wird es geradezu Pein bereiten, an Kompetenzen erinnert zu werden, die sie verloren haben. Natürlich ist es auch für viele Angehörige schmerzlich, wenn ihnen auf diese Weise deutlich wird, wie sich der Partner verändert hat, der ihnen Jahrzehnte eine wichtige Stütze war. Je besser man über den Hintergrund der Familien Bescheid weiß, die Ausprägung der Demenz kennt und weiß, wie weit die Angehörigen die Krankheit akzeptieren können, desto besser lässt sich einschätzen, ob das Erinnern an Leistungsfähigkeit und Kompetenz als wohltuend oder irritierend empfunden wird.

Urkunden, Zertifikate, Auszeichnungen – Ausstellung
Wenn eine ausreichende Zahl der Teilnehmer über Dokumente oder andere Belege erfolgreicher Berufstätigkeit, Mitgliedschaft in Gewerkschaften oder anderen Organisationen verfügt und sie (oder die Angehörigen) bereit sind, diese mitzubringen, kann man sie im Gruppenraum ausstellen. Dies ist eine Gelegenheit, den Einzelnen noch einmal zu seinen Leistungen zu beglückwünschen und zu verdeutlichen, wie reich und vielfältig die Berufsbiographien der Teilnehmer sind. Schön ist es, wenn auch die Mitarbeiter Zeugnisse oder Diplome mitbringen können und damit den Austausch fördern.

▷ Ausklang

Zum Ritual der Gruppentreffen sollte Singen und Bewegung gehören. Vielleicht lassen sich passende Lieder oder Reime aus den Arbeitsfeldern der Teilnehmer finden oder Lieder, die zu der Zeit populär waren, als erste Berufserfahrungen gesammelt wurden. Beispiele:
- Mein Mädel ist eine Verkäuferin
- Zeigt her eure Füßchen ...
- Ein Wagen von der Linie 8 ...

▷ Aktivitäten im häuslichen Umfeld

- Die Angehörigen können versuchen, einen Besuch am ehemaligen Arbeitsplatz des Kranken zu arrangieren. Günstig ist, wenn man vorab die Mitarbeiter oder den Chef informiert, damit sie Willkommen signalisieren und vielleicht Zugang zu vertrauten Orten ermöglichen.

Als wir nach Hause kamen, bat ich meine Freundin, mir von der Zeit zu erzählen, als sie Gemeindeschwester war. Unglaublich, an was sie sich alles erinnerte! Aber sie vergisst sofort alles, was man ihr heute sagt. (LONDON)

- Laden Sie ehemalige Kollegen nach Hause ein oder arrangieren Sie einen Telefonkontakt, bei dem über die alten Zeiten gesprochen werden kann. Machen Sie Fotos für die Gruppe, um noch einmal über den Besuch zu sprechen.

Eine Tochter legte in der Wohnung ihrer alleinlebenden Mutter einen »Erinnerungspfad« aus, der sie zu Aktivitäten anregen sollte: In der Küche platzierte sie die Zutaten zum Backen auf dem Tisch. Auf den Wohnzimmertisch legte sie die alte Tasche mit dem Gegenständen, die die Mutter bei ihrer Tätigkeit als Rotkreuzschwester benutzt hatte. Auf dem Sofa lag ein angefangenes Strickzeug. Auf eine Kommode im Schlafzimmer arrangierte sie die aufgeschlagene Bibel, das Gesangbuch und ein kleines Kreuz. (GEISLINGEN)

- Die Angehörigen suchen Gegenstände und Bildmaterial aus dem Arbeitsleben ihrer Kranken heraus und verstauen sie in einem passenden Behältnis, etwa in der Aktentasche, dem Arztkoffer, der Umhängetasche mit Fahrkarten und Wechselgeld, dem Werkzeugkasten. Die Tasche wird den Kranken immer wieder anregen, darin zu kramen und – wer immer Zeit hat – kann sich dazu setzen und ihn in ein Gespräch über alte Zeiten verwickeln.
- Überlegen Sie Anlässe, bei denen der Kranke zeigen kann, über welche Fähigkeiten er noch verfügt und die ihm das Gefühl geben, sich

nützlich zu machen; (Wäsche zusammenlegen, Schrauben sortieren, Schuhe putzen).

Veras Tochter betrieb eine Gärtnerei. Jeden Tag nahm sie ihre Mutter für einige Zeit mit in den Betrieb und gab ihr kleine Aufgaben zu erledigen. Die Mutter genoss es sehr und hatte das Gefühl, gebraucht zu werden. Die Tochter merkte, dass weit mehr von den sozialen und beruflichen Fähigkeiten ihrer Mutter erhalten waren, als sie angenommen hatte. (KOPENHAGEN)

Ausgehen

Die unterschiedlichsten Requisiten helfen, sich wieder in die Jugend zurück zu versetzen. Man kann über die erste Rasur, den ersten Kuss, den Gebrauch von Lippenstift und Puder, das erste Rendezvous im Kino oder beim Tanz sprechen. Welche Lieblingsgarderobe, welche Lieblingsschlager gab es und was passierte, wenn man zu spät nach Hause kam?

▷ Materialien:

schöne Stoffe, Seidenstrümpfe, Einstecktüchlein, Rasierzeug, Kinobilletts, Lippenstift, Modeschmuck und Strass, Theaterprogramme, alte Platten mit Tanzmusik, einen alten Plattenspieler, Handschuhe, Manschettenknöpfe, alte Modezeitschriften, alte Filmplakate, Fotos von populären Filmschauspielern, Abendtäschchen, Opernglas, hochhackige Schuhe, Parfüm und Rasierwasser, Haarcreme und »Schwanenweiß« gegen Sommersprossen, Lokkenwickler und und und...

▷ Einstimmung

- Die Teilnehmer bringen ein Jugendfoto von sich mit, auf dem sie sich besonders fein gemacht haben oder ein besonders schönes Kleidungsstück oder Schmuck tragen. Die Gegenstände werden herumgereicht und kommentiert.

- Die Teilnehmer bringen eine Schallplatte oder Kassette mit ihrem Lieblingsschlager oder einer populären Tanzmusik ihrer Jugend mit. Die Musik wird gespielt, man kann mitsummen, mitsingen oder vielleicht auch tanzen. Wenn die Teilnehmer keine eigenen Platten haben, wählen die Mitarbeiter nach Anregungen der Teilnehmer passende Musikstücke aus.

▷ Aktivitäten

Meine Tasche – Erinnerungsgegenstände

Kleine elegante Abendtaschen werden mit all den Utensilien gefüllt, die zum Ausgehen gehören: Puder und Lippenstift, Parfüm und Ohrclips, ein Spitzentaschentuch und vielleicht eine Theaterkarte. Die Taschen können in Zweiergruppen ausgepackt werden und die Gegenstände geben Anlass zu Erinnerungen und Vergleichen. Diese Übung kommt besonders dem Bedürfnis dementiell Erkrankter entgegen, tätig zu sein, Dinge aus- und wieder einzupacken und sich durch Struktur, Geruch und Farbe der unterschiedlichen Objekte immer wieder aufs Neue anregen zu lassen.

Zwei ältere Damen hatten viel Spaß dabei, die bestickte Tasche ein- und auszupacken. Sie zeigten einander die glänzenden Objekte – den Lippenstift in der goldglänzenden Hülle, das kleine Opernglas, die Kette aus Kunstperlen und schnupperten an dem Fläschchen mit Uralt Lavendel. (KASSEL)

240

Für die Männer kann man eine entsprechende Tasche mit Rasierpinsel, Rasiercreme, Klingen und Blutstillstift packen. Sie werden gerne am Rasierschaum riechen, die Borsten des Pinsels streichen und vielleicht von ihrer ersten Nassrasur sprechen oder das Thema auch empört von sich weisen.

An einem Tisch saßen die Damen, schmückten sich mit dem Schmuck, dem Make-up, den Hüten und Kleidern von anno dazumal. Die Herren zeigten uns, wie man sich nass rasiert. (OSLO)

Allerlei Missgeschicke können zur Sprache kommen: Von der Frisur, mit der man in den Regen kam, den Schuhen, die drückten, bis zu dem Tanzkleid, in das man sich beim Aussteigen aus der Straßenbahn ein großes Loch riss.

Mode von einst – Kleideranprobe

Mit einem ganzen Berg von Kleidern und Schmuck von früher kann man die Modestile unterschiedlicher Epochen nachvollziehen. Anhand von Modezeitschriften und Modefotos lässt sich über die verschiedenen Haarstile reden: Wann durften sich die jungen Mädchen die Haare abschneiden? Wer half bei der Auswahl und beim Zurechtmachen – eine große Schwester, eine gute Freundin?

Die Männer sind oft genauso modebewusst gewesen wie die Frauen, und man kann auch sie durch Hüte, weiche Schals, auffällige Schuhe und Handschuhe ansprechen.

Vielleicht posieren alle noch für ein Gruppenfoto.

Wir hatten den Raum wie ein Modegeschäft dekoriert. Es macht Freude, die alten Kleider anzufühlen und zu betrachten. Allerhand Erinnerungen stellen sich an vergnügliche Tanzerlebnisse ein. (KOPENHAGEN)

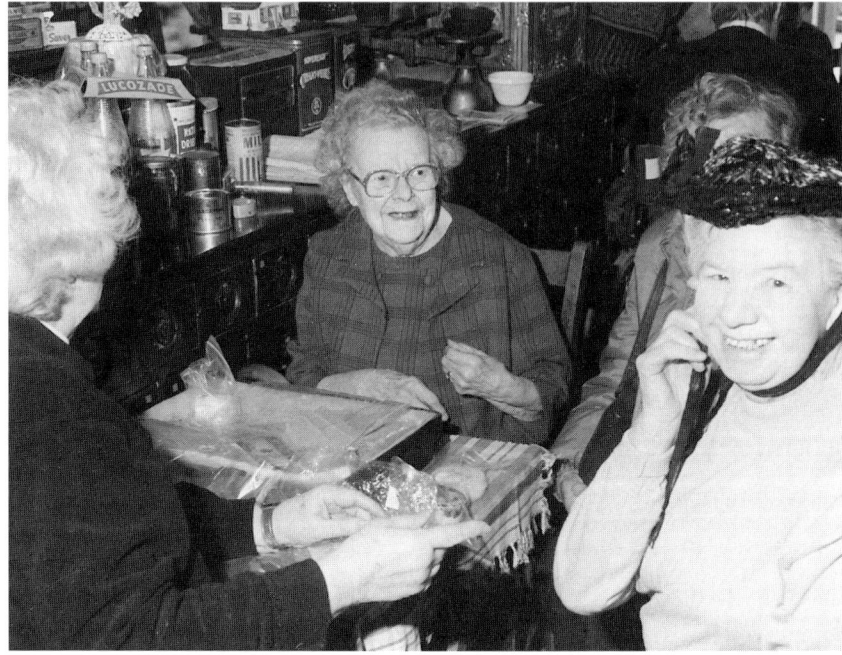

Edith, May, Lil und Joyce probieren Hüte und Handschuhe aus den dreißiger Jahren an.

Mitunter haben die Menschen eher Tracht getragen, wenn sie ausgingen. Eine weiterer Gesprächsanlass – vor allem wenn man ein Exemplar dieser Tracht auftreiben kann.

Mein Lieblingskleid – Erinnerungsgegenstände betrachten, zeichnen

Gemeinsam mit einem Angehörigen oder Helfer zeichnen die Teilnehmer/innen ein Kleidungsstück, an dem sie in der Jugend besonders hingen. Wer nicht zeichnen möchte/kann, »diktiert« einem gesunden Gesprächspartner. Es gilt, sehr genau nach Farbe, Stoff und Schnitt zu fragen. Wo wurden Kleid oder Hose gekauft oder hergestellt? Zu welchen Gelegenheiten trug man das Kleidungsstück? Welche Schuhe, welcher Hut, welcher Schmuck gehörten dazu? Dies ist eine Übung, die wahrscheinlich eher die Frauen anspricht. Die Männer erzählen vielleicht von dem Kleid, das ihre Frau trug, als sie sie kennenlernten, von dem ersten Kleid, das sie ihr kauften...

Mit Fotos aus alten Modemagazinen, alten Schnittmustern und Stoffstücken wird man besonders die Teilnehmerinnen ansprechen können, die früher selbst geschneidert haben.

Edith betrachtete ein Bild mit Kleidern aus den 30er Jahren und sagte: »Ja, das war der Stil. Alles war rosa und es gab Rüschen unten am Rock und meist keine Ärmel.« Sie nahm einen rosa Stift und begann zu zeichnen. »Rosa ist eine warme Farbe«, sagte sie dabei. (LONDON)

... ich hätt' getanzt heut' nacht – Musik hören, Tanzen

Sprechen Sie über die Orte, an denen man früher zum Tanz ging: Tanzsäle, Gemeindehallen, der Dorfplatz oder Bars. Wie waren die Menschen angezogen und mit wem ging man hin? Wie lernte man tanzen? Welche Erinnerungen gibt es an die Tanzstunde? Wie fand man einen passenden Tanzpartner – was machte man, mit einem unerwünschten?

Legt man die Tanzmusik auf, die zur Jugendzeit der Teilnehmer akutell war, bekommen viele vielleicht Lust zu tanzen. Die anderen werden sich freuen, zuzuhören und zuzuschauen, ein bisschen mit den Füßen zu wippen oder mitzusummen.

Gerade wenn sich viele Ehepaare in einer Gruppe finden, sollte man einmal einen richtigen Tanztee organisieren mit Schellackplatten und in stimmungsvoller Atmosphäre. Die außergewöhnliche Situation kann vielen Kranken zu ganz vergessen geglaubten Kompetenzen verhelfen und beide – Pflegenden wie Kranken – für kurze Zeit zurückversetzen in angenehme Zeiten der Verliebtheit und Zweisamkeit.

243

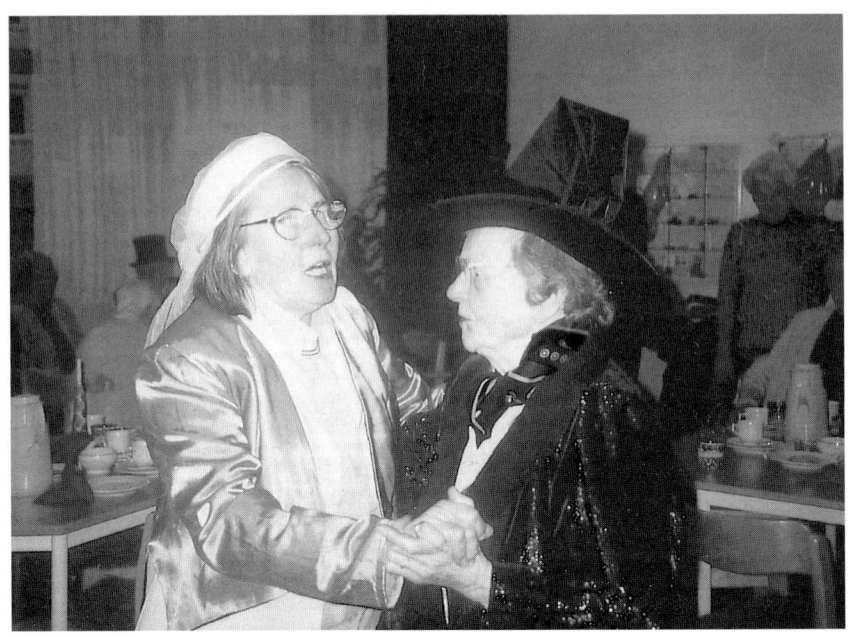

Filmpalast – Alte Filme anschauen, Filmplakate und Filmmusik

Populäre Filme sind eine gute Quelle für Gespräche und Erinnerungen. Besonders günstig sind Musikfilme, bei denen man nicht reden muss, sondern sich an den Melodien erfreut und sie vielleicht mitsingt oder mitsummt. Es macht Spaß, wenn einige in der Gruppe berühmte Filmdialoge nachsprechen oder Szenen, die alle kennen, noch einmal erzählen. Kann man besonders bekannte Filmausschnitte zeigen (auf richtiger Leinwand mit Vorführapparat natürlich noch eindrucksvoller als vom Video), werden sich viele nicht nur an den Film erinnern, sondern auch an die Gelegenheit, bei der man den Film gesehen hat. Es ist erstaunlich, wie viel die Menschen noch über einstmals berühmte Stars, ihre Besonderheiten und Affären wissen und wie viele Filmhandlungen noch im Gedächtnis sind. Filmplakate können aufgehängt werden und vielleicht kann man ein kleines Album mit Fotos der Lieblingsschau-spieler anfertigen – eine Aktivität, die vielen aus ihrer Jugend vertraut sein mag.

▷ Ausklang

- Ein bekanntes Musikstück abspielen und dazu mitsingen.
- Die gezeichneten Bilder oder die Filmplakate, Plattenhüllen oder besonders schöne Kleidungsstücke im Raum aufhängen und in einem kleinen Rundgang gemeinsam besichtigen.

▷ Aktivitäten im häuslichen Umfeld

- Fotos des Kranken heraussuchen, die ihn bei einer besonders feier-lichen Gelegenheit zeigen. Indem man über die Besonderheiten der Kleidung spricht, über den Anlass und über den Verlauf der Veran-staltung, können viele Dinge ins Gedächtnis zurückgeholt werden. Je mehr der Angehörige über den Anlass und die dort versammel-ten Menschen weiß, desto besser kann er durch Stichworte oder Schlüsselgeschichten die Erinnerung anstoßen oder auch einfach dem Kranken nur das Vergnügen geben, »seine« Geschichten erzählt zu bekommen.

  Bei den Fotos ist zu überlegen, ob sich Vergrößerungen anfertigen lassen, auf denen Einzelheiten besser zu erkennen sind und die auch von Menschen mit Sehbehinderung gut wahrgenommen werden können.

Gestern habe ich mit Mutter Bilder angeschaut, auf denen sie 18 oder 19 Jahre alt war. Ich musste sie wirklich alles Mögliche fragen, weil ich nicht wusste, wer da alles drauf war. Sie konnte mir eine ganze Menge erzählen und erklären und es war für uns beide ein wunderbares Gefühl. (LEUVEN)

- Vielleicht gibt es einen Tanztee in der Nähe. Gehen Sie hin und probieren Sie aus, ob Ihr Kranker daran Spaß findet.
- Überlegen Sie, wo die Orte sind, an denen sich ihr Kranker früher aufgehalten haben mag. Vielleicht sind die Kinos, Tanzsäle oder Cafés noch so weit erhalten, dass sich beim Besuch Erinnerungen einstellen. Unternehmen Sie einen kleinen Ausflug zu solch einer Einrichtung.
- In der Stadtbücherei oder dem Stadtmuseum lassen sich oft Bilder finden über alte Vergnügungsstätten.
- Suchen Sie nach alten Schallplatten oder Kassetten mit Musik von früher und hören Sie sie sich mit den Kranken zusammen an. Achten Sie darauf, welche Musikstücke möglicherweise besondere Erinnerungen wecken.
- Sehen Sie die Radio- und Fernsehprogramme nach Musiksendungen und Filmen aus alten Zeiten durch – vielleicht finden Sie beide Gefallen am Zuhören und Zuschauen.

Verliebt, verlobt, verheiratet

Dieses Thema versetzt die Menschen in besonders aufregende Zeiten ihres Lebens. Sie können zurückdenken an glücklichen Zeiten, die sie mit ihrem Ehepartner verbrachten, was ein wichtiger Aspekt für die pflegenden Ehemänner und Ehefrauen ist.

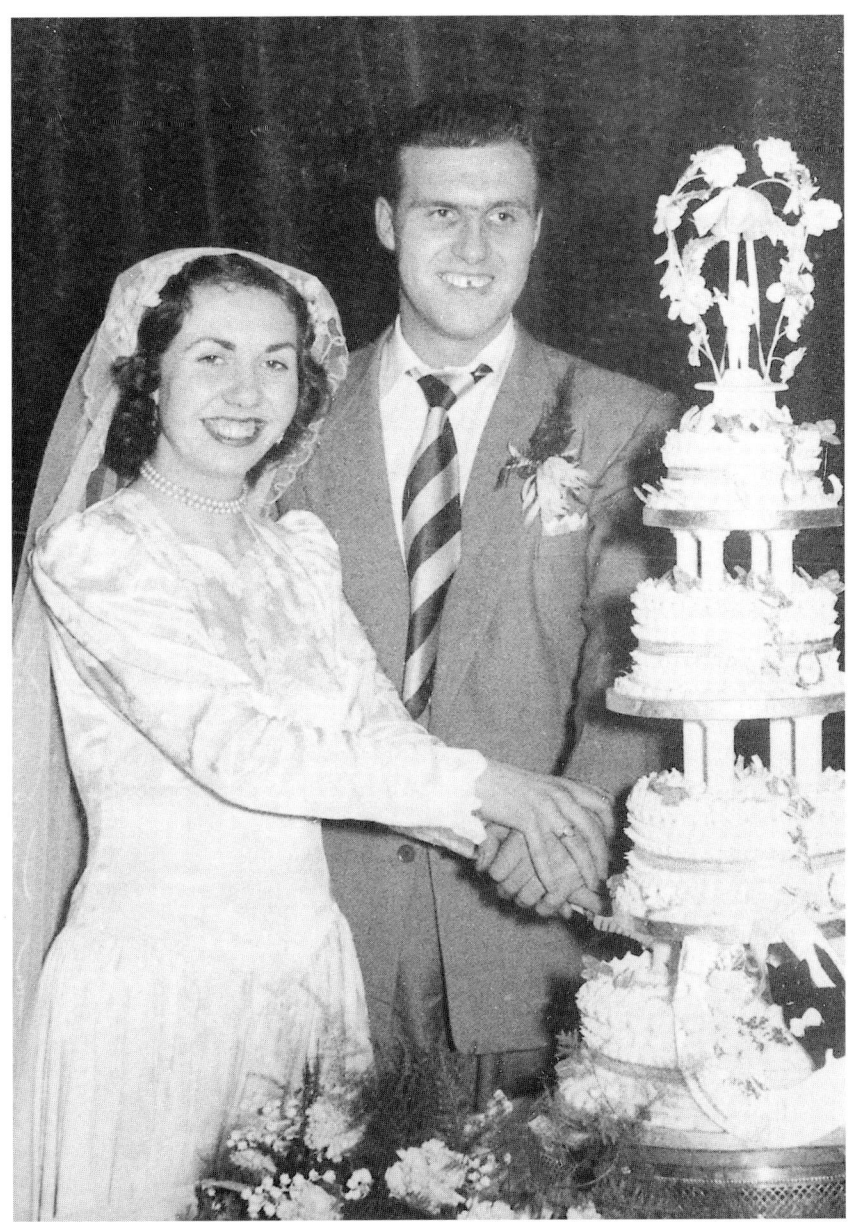

Einige der Teilnehmer mögen indes nie geheiratet haben, früh verwitwet oder geschieden sein. Für manches Paar ist es vielleicht auch eine zweite Ehe oder Partnerschaft und der pflegende Ehepartner wird nicht besonders viel Begeisterungen für verklärte Erinnerungen an die erste Ehe aufbringen. Andere werden in einer gleichgeschlechtlichen Beziehung gelebt haben oder leben.

Also sollte man das Thema abstimmen auf die Zusammensetzung der Gruppe und gegebenenfalls ausweiten auf allgemeine Themen der Verliebtheit, auf Hochzeiten, auf denen man gewesen ist oder Partnerschaften, die man im Verwandten- und Bekanntenkreis beobachtet hat.

Haben Teilnehmer erst vor kurzem ihren Partner verloren, kann dies für sie ein sehr schmerzliches Sujet sein. Aber eine Gruppe bietet auch die Möglichkeit, über den Verlust zu sprechen und sich auf die guten Zeiten zu besinnen.

Wir hatten für Dennis sein Hochzeitsbild vergrößert und so fiel ihm wieder die Krawatte ein, die er damals trug »Die Leute dachten wohl, die sei ein bisschen zu auffallend,« bemerkte er und konnte sich genau an die Farben erinnern. Seine Frau staunte, weil sie selten erlebte, dass er sprach. (LONDON)

▷ Materialien:

Liebesbriefe, Schmuck, Trauungsurkunden, Stammbuch, Hochzeitsfotos, Hochzeitskleid, Speisekarten vom Hochzeitsmenü, Brautstrauß, alte Hochzeitsgeschenke.

▷ Einstimmung

Singen oder Spielen von Liedern, die mit der Hochzeit verknüpft sind (*Hochzeitsmarsch, Wir winden Dir den Jungfernkranz, Hey, heute morgen mach ich Hochzeit..., Der Domspatz, der hat uns getraut...*)

Ein Paar erzählte von seinem ersten Treffen. Sie hatten zu einem einst sehr bekannten Schlager getanzt, konnten sich jetzt aber nur mehr an dessen Titel erinnern. Einige der anderen Teilnehmer fingen an, die Melodie zu summen und nach und nach bekamen wir gemeinsam den vollständigen Text zusammen. Schließlich konnten wir das ganze Lied singen. Es war ein reizendes Liebeslied, und wir hatten es völlig aus unserer »kollektiven« Erinnerung zusammengesetzt – ein bewegender Moment. (STOCKHOLM)

Die Teilnehmer bringen Hochzeitsbilder (eigene oder fremde) mit, die in chronologischer Reihe angeordnet werden. Auch die Gruppenleiter sollten Bilder mitbringen. Auf diese Weise erhält man einen guten Überblick über wechselnde Moden und Zeitläufe (etwa Kriegstrauungen).

Eine Kranke brachte ihr Hochzeitsfoto, den getrockneten Brautstrauß und ihr Hochzeitskleid zum Treffen mit. Wir fotografierten sie mit allen drei Gegenständen, damit sie sich nicht nur an die Hochzeit, sondern auch an unser Beisammensein erinnern kann. (STOCKHOLM)

▷ Aktivitäten

Anbändeln – Theaterspielen

Wo gingen die jungen Leute früher hin, um einen Blick auf das andere Geschlecht zu werfen? Gab es einen Treffpunkt in der Stadt, eine Flaniermeile? Wie zeigte man, dass man sich für jemanden interessierte? Welche Rolle spielten die Freunde, die größeren oder kleineren

Geschwister? Wenn man Erfahrungen in der Gruppe ausgetauscht hat, kann man in kurzen Szenen die besten Strategien des Anbändelns vorführen – zum Vergnügen aller Anwesenden.

»Um zehn bist du zu Haus!« – Theaterspielen

Um welche Zeit mussten die Teilnehmer wieder zu Hause sein, wenn sie als Jugendliche ausgingen? Was passierte, wenn sie sich verspäteten? Welche Ausreden wurden erzählt? Der Erfahrungsaustausch kann in kurze Szenen münden, in denen vielleicht der gestrenge Vater und die zerknirschte Tochter dargestellt werden.

Aussteuer – Eine Liste aufstellen, Gegenstände herumreichen

Wie sammelten die jungen Frauen für ihre Aussteuer? Was war besonders wichtig und begehrt? Wer stickte sein Monogramm in die Wäschestücke? Bringt man einen Koffer mit Wäsche und Handtüchern mit, regt dies die Teilnehmer an zu weiteren Vorschlägen. Kleine Lavendelsäckchen geben den richtigen Duft und erinnern daran, wie man die Wäsche schützte. Worin wurde die Aussteuer aufbewahrt? Was hat bis heute gehalten?

Es werden sich große Unterschiede nach Herkunftsort, sozialer Schicht und Kultur zeigen, aber auch viele Ähnlichkeiten. Vielleicht lassen sich Vergleiche ziehen, wie junge Menschen sich heute auf die Gründung eines Hausstandes vorbereiten.

Hochzeitsliste – Eine Liste erstellen, zeichnen

Welche Geschenke erhielt man zur Hochzeit? In Zweiergruppen wird eine Liste aufgestellt und dann den anderen vorgelesen, was weitere Erinnerungen anregt. Die meisten Teilnehmer heirateten in den schwierigen Zeiten des Krieges oder der Nachkriegszeit und werden berichten können von den Problemen, das Nötigste zu beschaffen.

Man kann dann versuchen, einzelne der Hochzeitsgeschenke zu zeichnen und sie zusammen aufzuhängen – so entsteht ein ganzer Gabentisch.

Hochzeitsgalerie – Collage

Wenn die Teilnehmer in der vorangegangenen Woche ihre Hochzeitsbilder mitgebracht haben, kann man davon Abzüge oder Fotokopien anfertigen lassen – gegebenenfalls in Vergrößerung. Nachdem man sie herumgereicht und ausgiebig gewürdigt hat, kann man an der Wand oder auf eine große Pappe eine Collage aller Bilder anfertigen und sie vielleicht noch mit grünen Zweigen, einem Stück Schleier oder Ähnlichem dekorieren.

Hochzeitsfeier – Theaterspielen

Lassen Sie die Teilnehmer die Hochzeitszeremonie und den anschließenden Empfang oder die Familienfeier schildern.

Was gab es zu essen? Hier kann man über die Schwierigkeiten hören, die es bedeutete, angesichts der Lebensmittelrationierung ein Festmahl zu improvisieren.

Wer wurde eingeladen, wer nicht? Wie kamen die nunmehr verwandten Familien miteinander aus?

Welche Katastrophen ereigneten sich (die Braut kam zu spät, ein Onkel betrank sich, zwei Cousinen begannen sich zu streiten, die Ringe gingen verloren...)

Wählen Sie eine Geschichte pro Kleingruppe aus und machen Sie daraus eine Szene.

Hochzeitsbräuche – Gruppengespräch

Erzählen Sie sich gegenseitig die verschiedenen Sitten und Gebräuche, die mit dem Heiraten in Verbindung stehen: Die Entführung der Braut, spaßiges Schmücken des Hochzeitshauses, die Rolle von Brautjungfern und Blumenmädchen, das Anschneiden der Hochzeitstorte... Man kann auch erzählen, was man in anderen Gegenden erlebt hat und was über Bräuche in anderen Kulturen bekannt ist. Viele Teilnehmer werden aufgrund der Zeitläufe und der wirtschaftlichen Not unter anderen Umständen geheiratet haben, als sie es sich möglicherweise gewünscht hätten. So wurden viele Ehen im Krieg schnell geschlossen, bevor der Bräutigam einrücken oder wieder an die Front musste. Das Hochzeitskleid wurde von einer Freundin geliehen oder notdürftig aus vorhandenem Material zusammengenäht (Fallschirmseide!). Die Feier war überschattet von Todesnachrichten und Kriegs- und Nachkriegswirren.

Ein Teilnehmer berichtet, als er sein Hochzeitsbild zeigt, auf dem er Uniform trägt, dass Heiraten die einzige Möglichkeit war, für einige Tage der Front zu entfliehen. Die 14 Tage Heimaturlaub für die Hochzeit haben ihm möglicherweise das Leben gerettet, da in dieser Zeit seine Einheit starke Verluste erlebte. (KASSEL)

Hochzeitsfoto – Lebendes Bild

Ein Teilnehmer ordnet die übrigen Anwesenden so an, wie er es von seiner Hochzeitsgesellschaft in Erinnerung hat – er sitzt mit seiner Partnerin in der Mitte und spielt Braut und Bräutigam am Tag der Eheschließung. Ein Foto wird gemacht – mit einer richtigen Kamera oder nur im Spiel.

Zwei Mitarbeiterinnen verkleiden sich als Braut und Bräutigam und kommen unter Abspielen des Hochzeitsmarsches in den Gruppenraum. Die Teilnehmer erinnern sich sofort an ihren eigenen Hochzeitstag. (STOCKHOLM)

Flitterwochen – Gedankenreise

»Spinnen« Sie in der Kleingruppe ein wenig herum, über den idealen Ort (Venedig?) und den idealen Partner (Willy Fritsch? Marlene Dietrich?) für die Flitterwochen. Man kann dazu Fotos von Filmstars und traumhaften Reisezielen auslegen und gemeinsam herumphantasieren.

Die erste Wohnung – Schreiben

In kleinen Gruppen erzählen sich die Teilnehmer, wie sie für die Hochzeit sparten und für die Ausstattung der ersten Wohnung. Oft lebten die jung verheirateten Paare noch bei Eltern oder Schwiegereltern und können von den damit verbundenen Einschränkungen aber auch Vorteilen erzählen. Die Kranken erzählen einem Helfer oder Angehörigen, wie sie ihre erste Wohnung einrichteten. Man kann ihnen auch Vorschläge machen über die Möbel, die sie möglicherweise in der ersten Wohnung hatten, und sie müssen dies nur bestätigen oder verneinen. Schließlich entsteht auch auf diese Weise eine kleine Beschreibung des ersten Hausstandes. (Je besser man sich vorher bei der Familie informiert hat, desto gezielter können die Vorschläge sein.) Vielleicht möchten die Teilnehmer auch noch einige der alten Stücke mitbringen – das Silberbesteck oder eine besonders schöne Tischdecke.

▷ Ausklang

- Die Teilnehmer sagen in wenigen Worten, warum sie froh sind, genau diesen Ehemann, diese Ehefrau erwählt zu haben (ob anwesend oder bereits verstorben).
- Sie können auch einen Sinnspruch vortragen, der möglicherweise bei der eigenen Hochzeit ausgesprochen wurde.

- Der Hochzeitsmarsch wird von Kassette abgespielt und zwei Personen gehen als frisch Getraute gemessenen Schrittes durch den Raum, die anderen folgen – vielleicht streut jemand Blumen...
- Ein bekanntes Liebeslied wird gemeinsam gesungen, z.B.

  Du, du liegst mir am Herzen, ...

  Wenn alle Brünnlein fließen, ...

  Ich bin von Kopf bis Fuß auf Liebe eingestellt, ...

▷ Aktivitäten im häuslichen Umfeld

- Gehen Sie mit dem erkrankten Angehörigen zu der Kirche oder dem Standesamt, wo er getraut wurde. Schauen Sie, ob in den Urkunden noch die Trauung vermerkt ist.
- Schauen Sie im Fotoalbum die Hochzeitsbilder an und sprechen Sie darüber. Es ist gut, wenn man dazu die Namen der Gäste vermerkt, damit man Gedächtnislücken füllen kann.
- Laden Sie jemanden ein, der bei der Hochzeit dabei war. Wenn er nicht persönlich kommen kann, so schreibt er vielleicht einen Brief oder telefoniert mit dem Erkrankten und erzählt ein wenig von der Feier.
- Der Ehepartner kann sich immer wieder zu dem Kranken setzen, und Geschichten aus der Zeit des Kennenlernens, der Verlobungszeit oder der ersten Ehejahre erzählen. Das soll kein Test sein, wie viel der Kranke noch weiß, sondern ein gemütvolles Schwelgen in eigenen Erinnerungen, die vielleicht dazu führen, dass auch der andere das eine oder andere Erlebnis oder Empfinden beisteuern kann.

Ein pflegender Ehemann berichtet, dass er mit seiner Frau über eine Kanufahrt gesprochen hatte, die sie zu Beginn ihrer Bekanntschaft unternommen hatten: »Wir waren so verliebt und steuerten mit dem Kanu die meiste Zeit ins Schilf«. Er sagt, dies sei seit langem die erste Unterhaltung zwischen ihnen gewesen, bei der er das Gefühl hatte, sie beide hätten die gleiche Wellenlänge. (AMSTERDAM)

Ausflüge und Reisen

Viele alte Menschen verfügen eher über Erinnerungen an Tagesausflüge oder Fahrten zu Verwandten als an ausgedehnte Reisen. Je nach den Einkommensmöglichkeiten werden die Reisen sehr unterschiedlich verlaufen sein – von billigen Privatzimmern und Ferien im Zelt bis zu Hotels und Schiffsreisen.

Die Erinnerungen der Kriegsgeneration sind vielleicht von Fahrten mit BDM und Hitlerjugend geprägt und von KdF (Kraft-durch-Freude-Reisen) oder gar der Kinderlandverschickung – für viele sehr traumatisch, für andere ein großes Abenteuer.

Dann mögen es die Reisen der frühen 50er Jahre nach Bayern, Österreich oder Italien sein, an die sich die Teilnehmer besonders gut erinnern, waren sie doch Ausdruck dafür, dass die schrecklichen Kriegs- und Nachkriegszeiten überstanden waren.

▷ Materialien:

Kassetten mit Geräuschen vom Meer oder mit Vogelstimmen, Ansichtskarten, Ferienfotos der Teilnehmer, alte Reklameplakate von populären Ferienorten, Bilder von alten, schwer bepackten Autos, ein Rucksack, Teile alter Zeltausrüstung, Sonnenhüte, Sonnenöl, eine Thermoskanne, Schwimmanzüge, Badekappen, Muscheln und andere Souvenirs (die berühmte Chianti-Flasche mit tropfender Kerze), ein Wanderstock, ein paar genagelte Wanderschuhe...

▷ Einstimmung

- Gemeinsames Wanderlied oder typischen Ferienschlager singen (Begleitung vom Kassettenrecorder oder mit Gitarre) etwa:
  Das Wandern ist des Müllers Lust...
  Wenn bei Capri die rote Sonne...
  Pack die Badehose ein...
- Die Teilnehmer entspannen sich, schließen die Augen und hören einer Kassette mit Meeresrauschen und schreienden Möwen für kurze Zeit zu. Dann unterhalten sich die Sitznachbarn über die Bilder und Ideen, die ihnen dabei durch den Sinn gegangen sind.
- Ein Rucksack oder ein Korb wird herumgereicht und jeder sagt, was er unbedingt für den Ausflug einpacken möchte. Das kann ein Butterbrot, eine Badehose oder der Fotoapparat sein. Mögen die Ideen noch so absurd wirken, alles soll seinen (imaginären) Platz finden und mitgenommen werden.

▷ Aktivitäten

... zum allerersten Mal – Kleingruppengespräch

Die Teilnehmer versuchen, sich an Ausflüge oder Reisen ihrer frühen Jahre zu erinnern. Die dementiell erkrankten Teilnehmer werden dabei von den Angehörigen unterstützt, die ihnen Anregungen geben können, wie:

> Ich glaube, du warst zum ersten Mal mit deiner Großmutter am Meer...
>
> Du hast dich doch sehr gewundert, als du zum ersten Mal die hohen Berge in den Alpen gesehen hast...
>
> Deine Mutter hat immer von der komischen Pensionswirtin erzählt, bei der ihr damals im Schwarzwald Urlaub gemacht habt...
>
> Als wir zum ersten Mal zusammen ins Ausland fuhren, waren wir so aufgeregt, dass wir immer wieder nachschauten, ob wir auch unsere Pässe hatten...

Die W-Fragen (wann, wie, wo) sollten möglichst vermieden werden und auch die Aufforderung »Weisst Du noch,...« kann den Erkrankten in Not bringen, wenn er eben jetzt gerade nichts davon weiß.

Fotografien können helfen, das Vergangene besser ins Gedächtnis zu holen.

Kofferpacken – Mit Gegenständen hantieren, Geschichten aufschreiben

In jeder Kleingruppe wird ein alter Koffer mitten auf den Tisch gestellt und die Teilnehmer packen ein, was sie mitnehmen möchten. Sie wählen dabei aus den herumliegenden Gegenständen aus, können aber auch aus ihrer Phantasie noch dazutun, was sie möchten: Lange

Unterhosen und einen Wasserball, Socken und Sockenhalter, Badeschuhe, einen Pass und ausländisches Geld, Fahrkarten...

Dabei kann man sich erzählen, wer zu Hause fürs Kofferpacken zuständig war, welche Katastrophen sich rund um den Koffer ergaben (alle Unterwäsche, alle Badesachen wurden vergessen oder ein Koffer blieb im Zug zurück...).

Dann wird der Koffer wieder ausgepackt und die einzelnen Gegenstände geben Gelegenheit zum Erzählen. Wenn der Koffer wieder gepackt ist, kann man ihn noch zusätzlich mit einer Schnur sichern und in Erinnerung rufen, wie man zu voll gestopfte Koffer schloss (indem sich einer drauf setzte) und welche Missgeschicke passieren konnten (mitten auf dem Bahnsteig ging der Verschluss auf).

Allerlei Geschichten können noch erzählt werden: Die Koffer mussten ein paar Tage vorher bei der Bahn aufgegeben werden. Es war schwer, die vollen Koffer ins Netz im Abteil zu wuchten. Die Kinder mussten auf dem Koffer sitzen bleiben, während die Eltern noch Fahrkarten besorgten usw. usw.

Die besten Geschichten werden aufgeschrieben, um später wieder als Anregungen genutzt zu werden.

Die Ansichtskarte – Zeichnen und schreiben

In Paararbeit oder in einer Kleingruppe von Krankem, Angehörigem und Helfer wird eine möglichst bunte Ansichtskarte eines bekannten Urlaubsortes gemalt. Wenn der Kranke nicht selbst malt, muss man sich immer wieder bei ihm versichern, ob die Farbe und die Gegenstände richtig wiedergegeben sind.

Schließlich wird auf die Rückseite die Adresse eines Verwandten oder Freundes geschrieben und es werden Feriengrüße formuliert.

Der Schnappschuss – Theaterspielen

In Kleingruppen erzählen sich die Teilnehmer komische Geschichten, die sich bei Ausflügen oder Reisen ereignet haben. Jede Gruppe wählt eine Szene aus und spielt sie den anderen vor.

Etwa:

- Jemand leckt an einem besonders großen Eis und bekleckert sich.
- Jemand kämpft mit einem Liegestuhl beim Versuch, ihn aufzustellen, klemmt sich die Finger ein, schimpft und gibt schließlich auf.
- Jemand versucht, sich am stark frequentierten Strand umzuziehen.

All dies gelingt um so besser, je mehr man über Einzelheiten aus dem Leben der Erkrankten Bescheid weiß – die Angehörigen sind dabei eine reiche Informationsquelle.

Reiserouten – Orte und Reisewege benennen

Wenn man von den Angehörigen oder Freunden herausfindet, wohin die Kranken früher oft reisten oder was beliebte Ausflugsziele waren, kann man gemeinsam anhand von Landkarten, Fahrplänen, Eisenbahnkarten die Routen nachvollziehen und die Namen der Orte nennen, durch die man fuhr und bei denen möglicherweise Zwischenstation gemacht wurde. Die Ortsnamen können bei den Kranken allerlei Erinnerungen anstoßen. Auch den übrigen Teilnehmern werden Geschichten zu dem einen oder anderen Platz einfallen. Das gleiche kann man natürlich auch mit Wanderwegen oder Radtouren machen. Zeichnet man solche Reiserouten anhand einer Karte nach, kann es den Kranken ein Gefühl für Ort und Zeit vermitteln.

Ein pflegender Ehemann erinnert seine Frau daran, wie sie kurz nach dem Krieg ganz allein einen schweren Mercedes durch die damals russisch besetzte Zone nach Berlin steuerte, um Freunde zu besuchen. Sie erzählt einer Mitarbeiterin darauf sehr lebhaft, wie mutig sie sich bei dieser für eine junge Frau durchaus nicht gefahr-losen Reise gefühlt habe. Wenn auch der Ehemann den Anstoß für das Erzählen der Geschichte gegeben hatte, so lag es doch an dem faszinierten Zuhören der Mit-arbeiterin, dass es der Kranken gelang, sich noch einmal ganz in die aufregende Geschichte hineinzuversetzen. (KASSEL)

... jetzt höre ich es wieder! – Klangcollage

Reden Sie über die Geräusche, die man auf einer Reise so vernehmen kann und lassen Sie die Teilnehmer ihre Versionen ausprobieren zu einem großen Klangbild, das durchaus auch von Bewegungen beglei-tet sein kann: Auf dem Bahnhof hört man die Lokomotive heran-stampfen, jetzt pfeift der Stationsvorsteher, die Türen klappen, die Menschen steigen ein und aus und rufen Begrüßungs- und Abschieds-worte. Sie winken (hier können die Taschentücher zum Winken her-ausgeholt werden). Fährt man an Wiesen und Weiden vorbei, muhen die Kühe und die Glocken klingen. Ein Hund bellt, eine Kirchturm-glocke schlägt. Der Schaffner kommt und ruft: »Wer noch zugestie-gen...« und so weiter und so weiter. Vielleicht kommt man bis zum Meer, vielleicht auch an rauschenden Gebirgsbächen vorbei oder reist mit dem Pferdefuhrwerk weiter bis ein Gewitter kommt ...

Eine Seefahrt, die ist lustig... – Phantasiereise – Freie Assoziatio-nen

In Kleingruppen reden die Teilnehmer über Sonntagsausflüge, an die sie sich als Kind erinnern. Zu welchen Zielen fuhr man und auf welche Weise (mit Bus, Bahn, Fahrrad, Kutsche oder zu Fuß?) Vielleicht kann man sich auf eine Bootsfahrt einigen und stellt die Stühle wie auf Deck eines Ausflugsdampfers.

Die Teilnehmer rufen sich zu und deuten aus, was sie sehen, was gerade passiert – oder was ihnen sonst in den Sinn kommt. Man kann auch ein Lied singen, dass zum Anlass passt – also vielleicht: Eine Seefahrt, die ist lustig...

Wandertag und Betriebsausflug – Fotos betrachten und Geschichten erzählen

Manchmal haben Teilnehmer noch Fotos vom Wandertag in der Schule oder einem Betriebsausflug. Betrachtet man die Bilder, tauchen vielleicht lang vergessene Namen wieder im Gedächtnis auf, erinnert man sich der Dinge, die man gemeinsam unternahm und was an Unvorhergesehenem passierte. Wie waren die Menschen gekleidet, wo waren die besten Freunde, wen konnte man nicht leiden? Gut ist es, wenn man einzelne Namen und die dazugehörigen Eigenschaften der Personen vorher in Erfahrung bringen kann, um den Kranken Schlüsselworte zu liefern. Je größer und deutlicher die Aufnahme ist, desto besser kann sie das Gedächtnis anregen. Wieder geht es weniger darum, wieviel der Kranke erinnert, als um die interessante Beschäftigung mit einem Bild und die Assoziationen, die dadurch ausgelöst werden.

Arbeitseinsätze – Tätigkeiten vormachen

Viele ältere Menschen haben in ihrer Jugend gar keine Ferienreisen erlebt, statt dessen aber die schulfreie Zeit zur Mithilfe zu Hause oder für Arbeitseinsätze nutzen müssen. Nicht umsonst hießen die Herbstferien lange »Kartoffelferien«, halfen doch alle Kinder und Jugendlichen aus dem Dorf bei der Ernte. Je nach Landstrich werden unterschiedliche Früchte geerntet worden sein. Vielleicht gibt es Erinnerungen an Weinlesen, an Hopfenzupfen, Beerenpflücken oder das Einsammeln von Kartoffelkäfern. Kinder wurden zum Pilzesammeln oder zur Suche nach Brennholz in den Wald geschickt. Man kann sich darüber unterhalten, welchen Lohn es für die Arbeitseinsätze gab, ob manche der Arbeiten nicht ganz legal waren oder von den Bauern ungern gesehen wurden (etwa Kartoffeln nach der Ernte auf dem Acker nachlesen). Vielleicht gibt es Erinnerungen an Kartoffelfeuer, an das Naschen von Beeren beim Pflücken (dem durch Singen und Pfeifen entgegengewirkt wurde).

Die Teilnehmer können erzählen, auf was man bei der Arbeit achten musste und vielleicht einzelne Handgriffe vormachen.

Weiß man, welche Tätigkeiten den Teilnehmern vertraut sind, legt man entsprechend die Kartoffeln, Kastanien, Pilze aus, um durch Geruch und Anschauung die Erinnerungen weiter anzuregen.

Wie die Natur sich anfühlt – Tasten, riechen, schmecken

Ferien- und Ausflugserinnerungen lassen sich über Riechen, Tasten und Schmecken anregen. Wer viel am Meer gewesen ist, wird sich an einer Schüssel mit feinem Sand erfreuen, der durch die Finger oder die Zehen rieselt. Er wird gerne in einer Schale mit Muscheln herumrühren, sich über einen getrockneten Seestern oder Seegras wundern.

Harzige Tannenzapfen, kleine Felsbrocken, frisches Laub und Tannenzweige, Getreideähren und Kornblumen, Vogelfedern und ein Nest erinnern andere an Wanderungen durch Wald und Feld.

Man kann dabei Eis aus Waffeln lutschen, süße Limonade trinken, Haselnüsse knacken und knabbern oder geröstete Kartoffeln aus der Schale pellen und essen.

Souvenirs, Souvenirs – Eine Ausstellung arrangieren

Wenn die Angehörigen Reiseandenken mitbringen, lässt sich aus bunten Aschenbechern, Kuckucksuhren, Trachtenpüppchen, großen Muscheln, Postkarten und Wanderhüten eine Präsentation der in der Gruppe versammelten Reiseerinnerungen zusammenstellen. Oft werden die Souvenirs der anderen an eigene Ferien erinnern – alle werden auf jeden Fall ihre Freude an den vielfältigen Objekten haben.

Die Traumreise – Zeichnen, schreiben, eine Collage herstellen

Zu zweit oder zu dritt phantasieren die Teilnehmer, welche Reise sie gerne machen möchten oder sagen, welche Traumreise sie vielleicht tatsächlich gemacht haben. Sie zeichnen, kleben und malen dazu ein Bild. Man kann Reiseprospekte oder anderes Bildmaterial zum Ausschneiden bereitlegen. Man kann weiter überlegen, in wessen Gesellschaft man diese Reise gerne unternehmen möchte (der des Ehemanns, der Kinder oder eines Filmstars).

Schließlich wird von dieser Traumreise eine Postkarte nach Hause geschrieben.

▷ Ausklang

- Typische Lieder für den Nachhauseweg oder Abschied werden gesungen.
  Arrividerci Roma..., Wem Gott will rechte Gunst erweisen...,
  Muss i denn, muss i denn...
- Die Gruppe wird fotografiert, als kämen alle von einem gemeinsamen Ausflug zurück. Die Teilnehmer können Strohhüte und Sonnenbrillen aufsetzen, stellen Eimer und Schaufeln vom Strand vor

sich hin oder schultern einen Rucksack. Sie winken dem Fotografen zu oder machen andere Gesten, die zur Situation passen.

▷ Aktivitäten im häuslichen Umfeld

- Die Familien besuchen einen beliebten Ausflugsort in der Nähe (vielleicht gemeinsam mit einer anderen Familie aus dem Teilnehmerkreis oder alten Freunden).
- Urlaubsbilder werden im Rahmen aufgehängt und mit dem Kranken immer wieder betrachtet.
- In der Bücherei oder im Buchhandel kann man Fotobände von vertrauten Urlaubsorten besorgen und dann gemeinsam darin blättern. Hierzu werden auch Besucher ermuntert – vielleicht Freunde, mit denen man einst an diesen Orten war.
- Ein Diaabend von gemeinsamen Urlauben kann mit der passenden Musik von Plattenspieler oder Kassettenrecorder untermalt werden. Vielleicht gibt es dazu Leckerbissen, die man einst an diesen Orten gegessen hat.
- Gezielt kann man auch im Fernseh- und Radioprogramm Ausschau nach Sendungen halten, die über vertraute Urlaubsorte berichten.

Wie die Feste fallen

Welche Feste für den Einzelnen von Bedeutung sind, hängt von Herkunft, Familientraditionen und Religion ab. Es gilt also herauszufinden, welche Feiern in der Vergangenheit wichtig waren und wie sie begangen wurden. Neben besonderen Feiertagen können die Teilnehmer Geburtstag, Hochzeitstag oder Namenstag in der Gruppe gemeinsam begehen. Darüber hinaus bietet sich natürlich an, die feierlichen

Anlässe im Jahresverlauf zu gestalten: Advents- und Weihnachtszeit, Fasching, Ostern und auch die Jahreszeiten zu berücksichtigen – alles immer auch Hilfen für die Kranken, sich zeitlich zu orientieren.

▷ Materialien:

Ostersträuche und Ostereier, jahreszeitlicher Blumenschmuck von Frühling bis Herbst, Tannengrün im Winter und Weihnachts-schmuck, Bratäpfel, Faschingsdekoration, Geburtstagstorte mit Kerzen, Drachen, Kastanien, buntes Laub usw. usw.

Wir haben den Teilnehmern einen Brief geschrieben und sie gefragt, wie sie gewöhnlich Ostern feiern. So waren sie auf das Thema vorbereitet. Alle möglichen Bräuche wurden zusammengetragen. Es wurde von Osterhexen erzählt. Wir erfuhren, wer Süßigkeiten oder Geld in den Kaffee legt. Wir hörten von Osterküssen und davon, dass Zweige in eine Vase gestellt und mit Federn geschmückt werden. (STOCKHOLM)

Wir alle erinnerten uns an die Ostertage, die wir auf dem Land verbracht hatten. Erst als Kinder und später mit unseren Verlobten. Schließlich mit unseren Kindern und Enkelkindern. Über all die Jahre hielten wir an den traditionellen Speisen fest. Diese Traditionen sind so wichtig, besonders jetzt, wo Stig solche Schwierigkeiten mit seinem Gedächtnis hat. Wir haben jetzt so viel miteinander zu reden, seit wir Anregungen durch die Gespräche im Projekt erhalten. (Tagebuch einer pflegenden Ehefrau STOCKHOLM)

▷ Einstimmung
• Je nach Jahreszeit und anstehenden Festen wird ein Lied gesungen.
• In einem Säckchen versteckt wird ein Gegenstand von Hand zu Hand gegeben, der mit dem Festtag oder der Jahreszeit zusammen-hängt. Die Teilnehmer versuchen zu ertasten, um was es sich han-

delt (Osterei, Federball, Kastanie in der stacheligen Hülle, Weihn-
achtsstern, Knallbonbon...).

- Hat einer der Teilnehmer Geburtstag, stehen Kerzen auf dem Tisch
  und ein besonderer Tischschmuck an seinem Platz. Ein Geburts-
  tagslied wird gesungen, etwa

  Hoch soll er leben, ...

  Happy birthday to you, ...

  Wie schön, dass Du geboren bist, ...

▷ Aktivitäten

Jahrestage – Feiern und Geschenke austauschen

Laden Sie die Teilnehmer ein, ihre Geburtstage, Namenstage und
Hochzeitstage auch in der Gruppe zu begehen. Viele von Demenz
betroffene Familien leben so zurückgezogen, dass sie kaum noch Familienfeiern ausrichten – aus Angst vor zusätzlicher Belastung und auch,
weil sie sich nie sicher sind, wie der Kranke darauf reagieren mag.

In der Gruppe entsteht ein Gefühl der Zusammengehörigkeit und
alle freuen sich über einen Grund zum Feiern. Die Angehörigen können sich absprechen, wer einen Kuchen backt und ob kleine Geschenke oder Geburtstagskarten mitgebracht werden. Die Tischdekoration
unterstreicht die festliche Stimmung. Wer seinen Festtag begeht, wird
sich besonders schön anziehen und die Aufmerksamkeit genießen, die
ihm entgegengebracht wird. Erinnerungen werden ausgetauscht, wie
man den Ehrentag in früheren Jahren beging.

Als Jim und Joan an ihrem Hochzeitstag Walzer tanzten und wir alle dazu sangen,
hatte ich Tränen der Rührung in den Augen. Ich glaube, wir alle waren sehr bewegt.
(LONDON)

Wenn's Christkind kommt – Zeichnen, malen, schreiben

Zu zweit oder in kleinen Gruppen spricht man über besondere Geschenke, die man als Kind bekommen hat – oder die man sich so sehr wünschte und doch nie erhielt. Man kann in der Gruppe einen Wunschzettel schreiben oder einen Brief an den Weihnachtsmann. Ein Geschenk, über das man sich sehr gefreut hat, kann gezeichnet werden (wieder helfen die Freiwilligen oder Angehörigen den Kranken, wenn sie nicht malen können). Im Anschluss werden die Bilder herumgezeigt und die dazugehörigen Geschichten erzählt.

Es war im Krieg. Jeden Tag ging ich nach der Schule an einem Spielwarengeschäft vorbei und drückte meine Nase an der Scheibe platt. Dort saß die allerschönste Puppe, die ich je gesehen hatte. Ich wünschte sie mir so sehr zu Weihnachten, wusste aber, dass meine Eltern das Geld nicht hatten. Plötzlich, wenige Tage vor Weihnachten war sie verschwunden. Irgendein anderes Mädchen war also glückliche Besitzerin der Puppe. Ich hatte mich damit abgefunden, dass ich die Puppe nicht bekommen würde, aber sie jeden Tag in der Auslage bewundern zu können, war mir ein kleiner Trost geworden. Ich war verzweifelt.

Am heiligen Abend standen wir um den kleinen Tannenbaum. Die Eltern hatten »vernünftige« Geschenke, wie warme Strümpfe, einen selbstgestrickten Schal, einen Apfel für uns hingelegt. Da sagte die Mutter: »Aber dreh dich doch mal um!« – Da: auf der Anrichte stand die Puppe aus dem Geschäft – ich war überglücklich! (KASSEL)

Wir machen Programm – Lieder, Gedichte, Anekdoten

Manch einer mag sich an Familienfeiern oder Gesellschaften erinnern, bei denen die Anwesenden etwas vortrugen. Mancher Onkel hatte seinen speziellen Witz, den er – von allen erwartet – immer wieder zum Besten gab.

Wer sich an solche Beiträge erinnert, soll sie vortragen und schnell kann ein ganzes Festprogramm daraus werden und die Stimmung steigen. Ein Lied zieht ein anderes nach sich, ein Witz den nächsten. Gut ist, wenn die Angehörigen vorbereitet sind und sich überlegen können, was bei den Kranken ankommen wird.

Essen und Trinken hält Leib und Seele zusammen – Praktische Tätigkeiten

Der Geruch von frisch zubereitetem Essen weckt viele Assoziationen, um so mehr, wenn man die Gerichte gemeinsam zubereitet. Mit den Angehörigen werden Rezepte überlegt und es wird gemeinsam geplant, wie man in den vorhandenen Räumlichkeiten möglichst unter Beteiligung der Kranken ein einfaches Gericht zubereiten oder etwas backe kann. Waffeln, Obstsalat, Pfannkuchen und eine Gemüsesuppe bieten sich an, weil sie einfach zuzubereiten sind, gut riechen und vielen die Möglichkeit geben, mitzuhelfen.

Wichtig ist, dass die Kranken nicht das Gefühl haben, ausgeschlossen zu sein, oder einen Fehler zu begehen. Das verlangt einige Vorbereitung und ruhige Nerven – aber der Erfolg belohnt den zusätzlichen Aufwand. Den Kranken hilft es, wenn ihnen durch das Umbinden einer Schürze verdeutlicht wird, dass es jetzt um Hausarbeit geht.

Rituale des Übergangs – Fotos betrachten, Gegenstände herumreichen

Für viele der älteren Menschen stellten religiöse Bräuche einen zentralen Teil ihres Lebens dar. Der Weg zum Erwachsenwerden wurde durch religiöse Zeremonien markiert, etwa Kommunion, Firmung, Konfirmation, Bar Mizwah. Wenn die Mitarbeiter nicht über die Feiern Bescheid wissen, können die Angehörigen die nötige Information liefern.

Die Angehörigen bringen Fotos der Kranken mit, die sie bei den entsprechenden Feiern zeigen. Man reicht dazu die Kleidungsstücke und andere Ausstattungsgegenstände, wie Kerzen, Handschuhe, Gesangbücher herum. Vielleicht fallen den Teilnehmern passende Lieder oder Sprüche ein. Wer weiß noch seinen Tauf- oder Konfirmationsspruch, wer erinnert sich an das Ritual in der Kirche?

Sonntagsstaat – Zeichnen

Der Sonntag unterschied sich in mancher Hinsicht vom Wochentag und jede Familie entwickelte ihre eignen Gebräuche: Man schläft vielleicht lange, der Vater bereitet das Frühstück, nach dem Kirchgang kommt der von den Kindern gehasste Sonntagsspaziergang, die Verwandten kommen zum Nachmittagskaffee...

Bestimmte Dinge durften sonntags nicht getan werden – etwa mit Krach auf der Straße spielen.

Am schlimmsten (oder schönsten) war aber meist, dass man sonntags seine guten Sachen anzog und damit in Gefahr war, durch Übermut oder Nachlässigkeit ein Loch in die neue Hose oder einen Fleck auf das beste Kleid zu bringen.

In Zweiergruppen zeichnen die Teilnehmer ihre Familie im Sonntagsstaat – vielleicht fallen ihnen dabei auch Geschichten ein von verschmutzter Kleidung und anschließenden Standpauken.

Wo waren Sie als... denkwürdige historische Daten – Brainstorming

Auf einem großen Blatt – am besten einer Tapetenrolle – wird eine Zeitachse mit den einschneidenen zeitgeschichtlichen Daten aufgemalt. Im Gespräch mit Angehörigen wie Kranken versucht man herauszufinden, was diese Daten für die Teilnehmer bedeuteten. Wo hörten sie etwa von der Ermordung Kennedys, wo vom Bau der Berliner Mauer, erinnern sie sich noch an die Olympischen Spiele 1936?

Die Erkrankten mögen mit den Stichworten zuerst gar nichts anfangen können, aber je mehr ihre Angehörigen erzählen, desto größer ist die Chance, dass auch ihnen wieder etwas einfällt und sie ihr Leben den Zeitläufen zuordnen. Das mit der Demenz verschwindende Gefühl der zeitlichen Kontinuität kann so für kurze Zeit wieder hergestellt werden.

Man wird aufpassen müssen, dass man – vor allem in Deutschland – nicht nur die negativen historischen Ereignisse anspricht – sie sind natürlich stärker im Bewusstsein verankert, führen aber meist auch zu eher belastenden Erinnerungen.

Die Gruppe sprach über die Krönung von Königin Elisabeth 1953. Die Teilnehmer erzählten einander, wie sie den Tag der Thronbesteigung verbracht hatten. Eine Tochter erzählte, dass sie an diesem Tag ihrer Mutter in der Gaststätte hatte helfen müssen und es dort besonders viel zu tun gab. Als sie beschrieb, wie die irische Familie aus dem Nebenhaus mit einer Zinnbadewanne kam, damit diese mit Bier gefüllt würde, nickte ihre 97-jährige Mutter, die bisher nichts gesagt hatte. Mit strahlenden Augen berichtete sie: »Da gab es eine Rauferei. Einen Riesenkrawall. Es war sogar eine Messerstecherei. Der eine Mann war ganz voller Verbände. Er wurde ins Krankenhaus gebracht.«

Erst jetzt fielen auch der Tochter diese Ereignisse wieder ein und alle waren sowohl von der schrecklichen Geschichte wie vom Erinnerungsvermögen der alten Dame hingerissen. (LONDON)

Unser Gruppen-Tagebuch – Malen, Schreiben, Einkleben, ein Tagebuch führen

Die Schnappschüsse, die während der Gruppentreffen gemacht werden, können für jeden in ein Heft geklebt und mit Kommentaren versehen werden. Die Angehörigen kleben die Bilder, die ihr Kranker gemalt hat, dazu. Die Geschichte der Gruppentreffen kann auch in einer kleinen Ausstellung präsentiert werden und allen noch einmal vor Augen führen, welchen Weg sie miteinander gegangen sind. Eine gute Gelegenheit übrigens, auch die Öffentlichkeit und mögliche Geldgeber auf die Arbeit aufmerksam zu machen.

Wenn die Kranken mit den Gruppentreffen viele positive Emotionen verbinden, wird es ihnen auch gelingen, sich an die Nachmittage voll Anregung und Vergnügen zu erinnern. Da jeder auf den Fotos entsprechend seinem jetzigen Alter und Ausehen abgebildet ist, kann es den Kranken helfen, sich im Hier und Jetzt zu orientieren.

▷ Ausklang

- Lieder vom Abschied nehmen
  Auf Wiedersehn ...
  Zehn kleine Negerlein ...
  Wem Gott will rechte Gunst erweisen ...
- Besichtigung der ausgestellten Bilder und Objekte des Nachmittags.

▷ Aktivitäten im häuslichen Umfeld

- Anlässlich von Festtagen wie Weihnachten, Sylvester oder Geburtstag kann man sich gemeinsam immer wieder in Erinnerung rufen, wie diese Tage früher begangen wurden. Fotos, Gedichte und Lieder verstärken die Wirkung der Erzählungen.

- Wer Freunde und Verwandte einlädt, die Festtage mitzugestalten und in alten Zeiten zu schwelgen, erleichtert auch sich diese Zeit.

- Alte Traditionen, wie Kirchgang, Besuche auf dem Weihnachtsmarkt oder andere Veranstaltungen, sollten möglichst lange aufrecht erhalten werden. Vielleicht schließen sich andere Familien an oder alte Freunde haben Lust mitzukommen.

Die Monate haben es eilig. Die Jahre haben es noch eiliger. Und die Jahrzehnte haben es am eiligsten. Nur die Erinnerungen haben Geduld mit uns. Besonders dann, wenn wir mit ihnen Geduld haben.

Erich Kästner

© Atrium Verlag, Zürich und Thomas Kästner.
Quelle: Erich Kästner, Als ich ein kleiner Junge war

Literatur

Bayley, John: Elegie für Iris. München 2000

Becker, Jutta: Gell, heut geht's wieder auf die Rennbahn. Darmstadt afw 1999

Blimlinger, Eva u.a.Lebensgeschichten. Biographiearbeit mit alten Menschen. Hannover 1994

Coleman, P.G.: Erinnerung und Lebensrückblick im höheren Lebensalter. In: Zeitschrift für Gerontologie und Geriatrie, H. 30, 1997, S. 362-367

Friel McGowin, Diana: Wie in einem Labyrinth. Leben mit der Alzheimer-Krankheit. München 1994

Gibson, Faith:Reminiscence and Recall. A Guide to Good Practice. Age Concern. London 1994

Honigmann, Barbara: Damals, dann und danach. München, Wien 1999

Johnson, Malcolm: Biographical Approaches to Health and Wellbeing. In: Reminiscence Magazin. H. 9, October 1994, S. 3-4

Killick, John: It isn't fair when your heart wants to remember. In: Schweitzer, Pam (Hrsg): Reminiscence in Dementia Care. London 1998

Kitwood, Tom: Der personale Ansatz im Umgang mit verwirrten Menschen. München 2000

Koch-Straube, Ursula: Fremde Welt Pflegeheim. Eine ethnologische Studie. Bern 1997

Kotre, John: Weiße Handschuhe. Wie das Gedächtnis Lebensgeschichten schreibt. München, Wien, 1995

Mace, Nancy L. und Rabins, Peter V.: Der 36-Stunden-Tag. Bern-Stuttgart 1986

Maron, Monika: Animal Triste. Frankfurt 1996

Müller-Hergl, Christian: Dementia Care Mapping. Unveröff. Manuskript. Dortmund 1997

Osborn, C., Schweitzer, P., Trilling, A.: Erinnern. Eine Anleitung zur Biographiearbeit mit alten Menschen. Freiburg 1997

Radebold, Hartmut: Abwesende Väter. Folgen der Kriegskindheit in Psychoanalysen. Göttingen 2000

Reich, Brigitte, Steiner, Irene: Erinnerungspflege. Kreative Biographiearbeit mit demenzkranken und hochbetagten Menschen. Materialien. Kirchheim 1999

Schaade, Gudrun: Ergotherapie bei Demenzerkrankungen. Ein Förderprogramm. Berlin 1998

Schenk, Herrad: Am Ende. Köln 1997

Schulz-Jander, Eva u.a. (Hrsg.): Erinnern und Erben in Deutschland. Versuch einer Öffnung. Kassel 1999

Schweitzer, Pam (Hrsg): Reminiscence in Dementia Care. Age Exchange, London 1998

Sowinski, Christine: Die lebendige Mitte - Gedanken des KDA zur stationären Betreuung. In: Umgang mit Persönlichkeitsveränderungen. Deutsches Rotes Kreuz. Team 37. Bonn 1999

Wojnar, Jan: Wenn die Abwehrschranken fallen. Erinnerung, Demenz und Nazizeit im Pflegeheim. In. Schulz-Jander a.a.O. S. 139-145

Anschriften

**Deutsche Alzheimer Gesellschaft
Berlin e. V.**

Friedrichstraße 236
10969 Berlin

Tel. 030-31 50 57-33,
Fax: 030 31 50 57-35

Email: deutsche.alzheimer.ges@online.de
Internet: www.deutsche.alzheimer.de

Alzheimer Europe

145, route de Thionville
2611 Luxemburg

Tel. 00352 29 79 72,
Fax: 00352 29 79 72

Email: info@alzheimer-europe.org
Http://www.alzheimer-europe.org

Alzheimer's Disease International

45/46 Lower Marsh
London SE1 7RG

United Kingdom

Tel. 0044 20 7620 3011,
Fax: 0044 20 7401 7351

Email: adi@alz.co.uk

European Reminiscence Network
c/o Age Exchange Reminiscence Centre

11 Blackheath Village
London SE3 9LA

Tel. 0044 208 318 91 05,
Fax: 0044 208 318 00 60

Email: age-exchange@lewisham.gov.uk
http:www.age-exchange.org.uk

SPEICHER – Verein für Erinnerungsarbeit, Angehörigengruppen,
Alternsberatung

A-1070 Wien, Stiftgasse 8

Tel. 0043 1 368 31 75/26,
Fax: 0043 1 368 87 37

BETA – Projekt Baden-Württemberg
Bürgerschaftliches Engagement in der
Tagespflege

Wilhelmstraße 27
73776 Altbach

Stadtteilzentrum Mitte

Wilhelmshöher Allee 32 A
34117 Kassel

Tel. 05 61 10 91-266,
Fax: 05 61 10 91-220

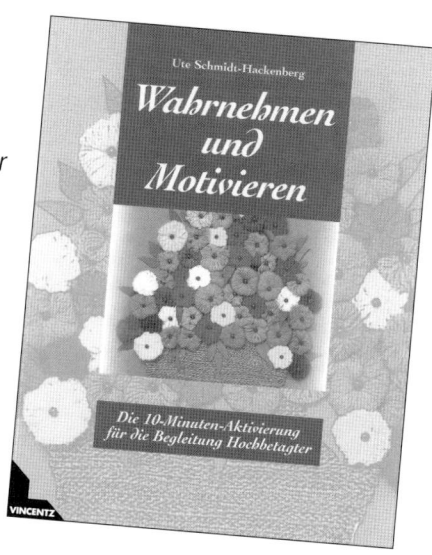

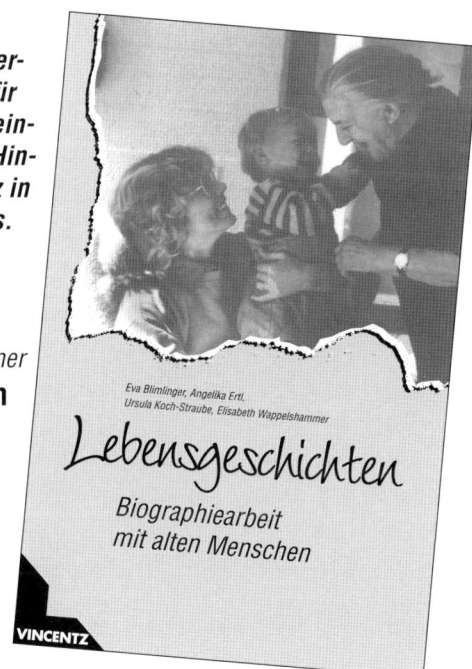